Dr. Jenny Sutcliffe

Wenn der Rücken schmerzt

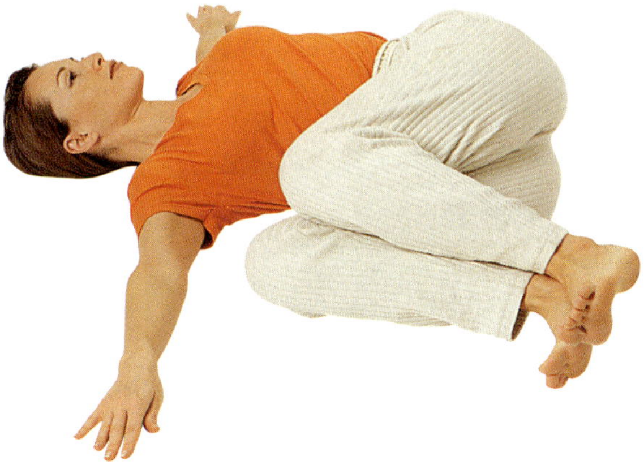

Was wirklich hilft

Die besten Techniken zur Selbstbehandlung

Mosaik

Autorin und Verlag sind Paul Forrester für die Mitarbeit an diesem Buch zu Dank verpflichtet. Von ihm stammen nahezu sämtliche Fotos mit Ausnahme von: S. 16 Zara McCalmont/The Garden Picture Library; S. 23 (oben) Regine M/The Image Bank; S. 23 (unten) Bob Martin/Tony Stone Images; S. 58 Marc Romanelli/The Image Bank; S. 59 Alain Evrard/Robert Harding Picture Library; S. 94 The Stock Market; S. 97 (oben) The Image Bank; S. 104 John Greim/Science Photo Library.

Die Zeichnungen stammen von Janos Marffy.

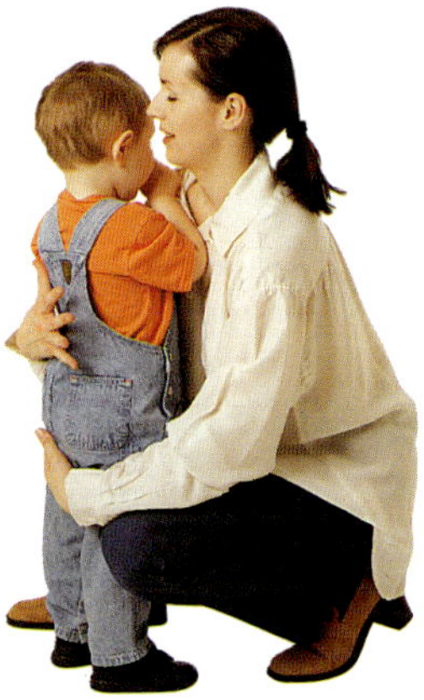

Übersetzung und Produktion der deutschsprachigen Ausgabe:
Dr. Reitter & Partner Verlag GmbH, Vaterstetten
Aus dem Englischen von Barbara Rusch und Gabriele Schwarz
Umschlaggestaltung: Design Team München
Umschlagfoto: Tony Stone/Darell
Druck und Bindung: Printer Portuguesa, Mem Martins
Printed in Portugal / 5 4 3 2 1

ISBN 3-576-13109-4

INHALT

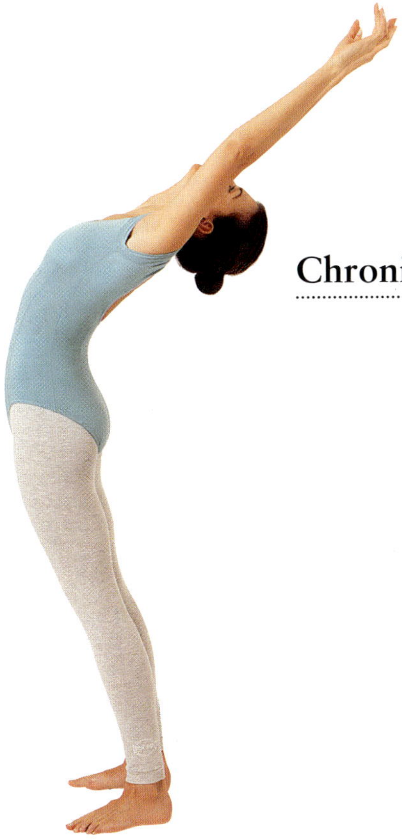

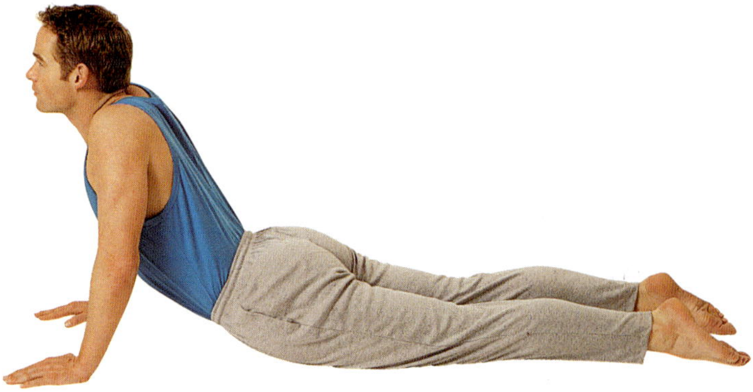

EINLEITUNG

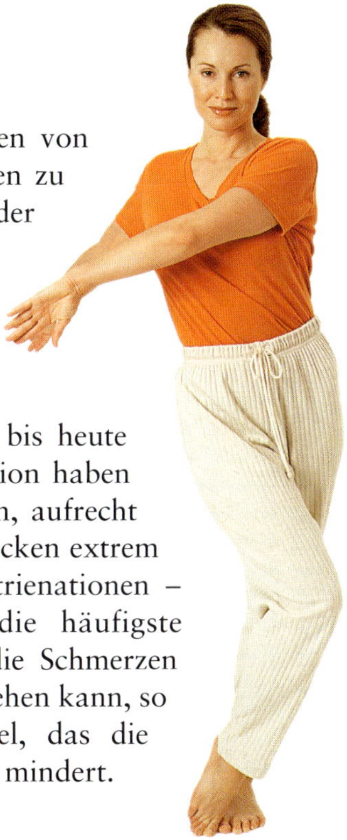

Als unsere Vorfahren vor Hunderttausenden von Jahren begannen, aufrecht auf zwei Beinen zu gehen, markierte dies einen Wendepunkt in der Evolution. Doch zumindest hinsichtlich seiner körperlichen Entwicklung war der Mensch auf diese Veränderung schlecht vorbereitet. Denn obwohl der menschliche Rücken ein meisterhaftes Präzisionswerkzeug ist, kann er den Anforderungen des aufrechten Gangs bis heute nicht wirklich genügen – im Sinne der Evolution haben wir ja auch erst „vorgestern" damit begonnen, aufrecht zu gehen. Infolgedessen ist der menschliche Rücken extrem anfällig. Rückenprobleme sind in den Industrienationen – abgesehen von Erkältungskrankheiten – die häufigste Ursache für Krankmeldungen. Selbst wenn die Schmerzen nicht so stark sind, daß man nicht zur Arbeit gehen kann, so sind sie doch ein ständiges, quälendes Übel, das die Lebensqualität unzähliger Menschen erheblich mindert.

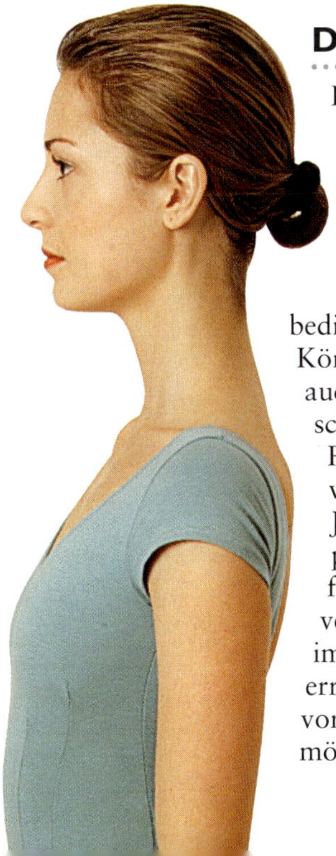

DIE LÖSUNG

Dieses Buch will Ihnen dabei helfen, Rückenprobleme zu vermeiden bzw. Schmerzen zu lindern. Auch dem häufig damit einhergehenden Gefühl der Hilflosigkeit soll entgegengewirkt werden. Wir wollen Ihnen vor allem zeigen, wie Sie vermeiden können, daß die grundlegenden, durch seinen „Bauplan" bedingten Beschränkungen des menschlichen Körpers Ihr Leben beeinträchtigen. Sie sollen aber auch Hilfestellung bekommen, wenn Sie Rückenschmerzen haben oder sich erste Anzeichen von Rückenproblemen bemerkbar machen. Dabei wird den erheblichen Veränderungen der letzten Jahrzehnte bei der Behandlung von Rückenproblemen Rechnung getragen. Während man früher Menschen mit Rückenschmerzen oder -verletzungen dazu anhielt, tagelang unbeweglich im Bett zu liegen, versucht man heute vielmehr zu erreichen, daß der Patient durch eine Reihe vorsichtig sich steigernder Übungen so schnell wie möglich seine Beweglichkeit zurückerhält.

DEN RÜCKEN VERSTEHEN

Wenn Sie verstehen, wie Ihr Rücken funktioniert, und wenn Sie die durch seinen Aufbau bedingten Beschränkungen und Anfälligkeiten kennen, dann haben Sie bereits eine wichtige Hürde im Kampf gegen die Entstehung von Rückenproblemen genommen. Im ersten Kapitel dieses Buches erfahren Sie, wie Ihr Rücken aufgebaut ist. Detailliert lernen Sie das hochkomplexe anatomische System, das die Wirbelsäule und die damit verbunden Gelenke, Stützmuskeln und Bänder bilden, kennen – aber auch seine möglichen Schwachpunkte.

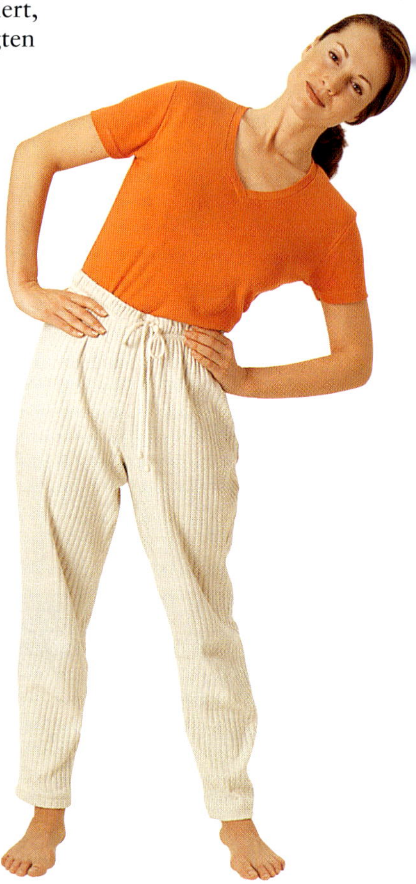

RÜCKENSCHMERZATTACKEN

Wenn Sie zum ersten Mal Rückenprobleme haben, hängt Ihre Genesung grundlegend von den ersten Maßnahmen ab. Im zweiten Kapitel erfahren Sie, welche Schritte Sie bei akuten Schmerzattacken zuerst unternehmen sollten, damit sich die Situation nicht verschlechtert, und wann Sie einen Arzt aufsuchen sollten. Zudem finden Sie eine genaue Beschreibung von Ruhepositionen und sanften Übungen, die Ihnen helfen können, die Schmerzen zu lindern.

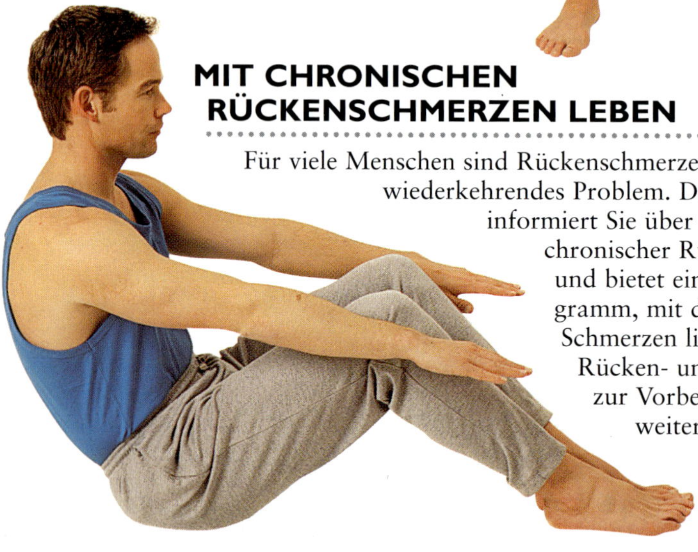

MIT CHRONISCHEN RÜCKENSCHMERZEN LEBEN

Für viele Menschen sind Rückenschmerzen ein immer wiederkehrendes Problem. Das dritte Kapitel informiert Sie über die Ursachen chronischer Rückenschmerzen und bietet ein Übungsprogramm, mit dem Sie die Schmerzen lindern und zudem Rücken- und Bauchmuskeln zur Vorbeugung gegen weitere Schmerzattacken stärken können.

Auch praktische Tips, wie Sie Ihren Alltag rückenfreundlich gestalten können, finden Sie in diesem Kapitel.

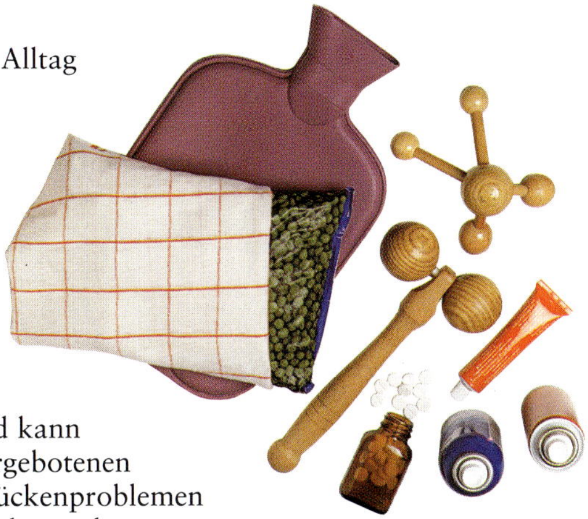

DEN RÜCKEN GESUND ERHALTEN

Aufgrund der Anfälligkeit der Wirbelsäule gegenüber Verletzungen und Überbeanspruchung sind alle Menschen potentielle Rückenpatienten. Aus diesem Grund kann jeder von den im vierten Kapitel dargebotenen Ratschlägen zur Vorbeugung von Rückenproblemen profitieren. Sie erfahren, wie Sie Rückenverletzungen vermeiden und eine bereits bestehende Veranlagung nicht weiter verschlimmern. Auf diese Weise können Sie in jedem Alter Ihre Lebensqualität verbessern. Sie erlernen eine korrekte Haltung und erhalten Tips, wie Sie Ihre Arbeitsumgebung rückenfreundlich gestalten können, aber auch, wie Sie – zumindest hinsichtlich Ihres Rückens – am sichersten Auto fahren.

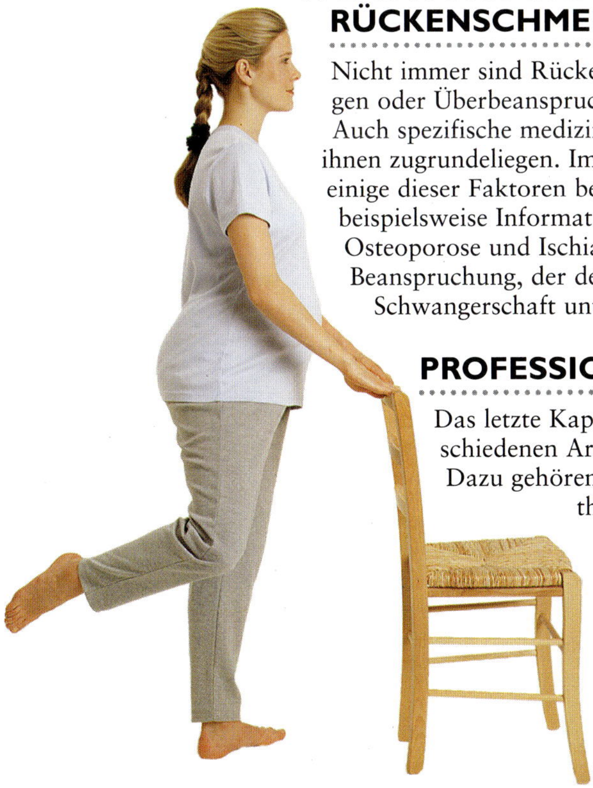

SPEZIFISCHE URSACHEN FÜR RÜCKENSCHMERZEN

Nicht immer sind Rückenschmerzen auf Verletzungen oder Überbeanspruchung zurückzuführen. Auch spezifische medizinische Ursachen können ihnen zugrundeliegen. Im fünften Kapitel sind einige dieser Faktoren beschrieben. Sie finden hier beispielsweise Informationen zu Osteoarthritis, Osteoporose und Ischialgie. Auch die besondere Beanspruchung, der der Rücken während einer Schwangerschaft unterliegt, wird behandelt.

PROFESSIONELLE HILFE

Das letzte Kapitel widmet sich den verschiedenen Arten professioneller Hilfe. Dazu gehören unter anderem Physiotherapie und eine Vielzahl alternativer Heilmethoden. Dabei muß betont werden, daß dieses Buch keinesfalls eine spezielle medizinische Beratung und Behandlung ersetzen kann, die in Ihrem Fall vielleicht nötig ist.

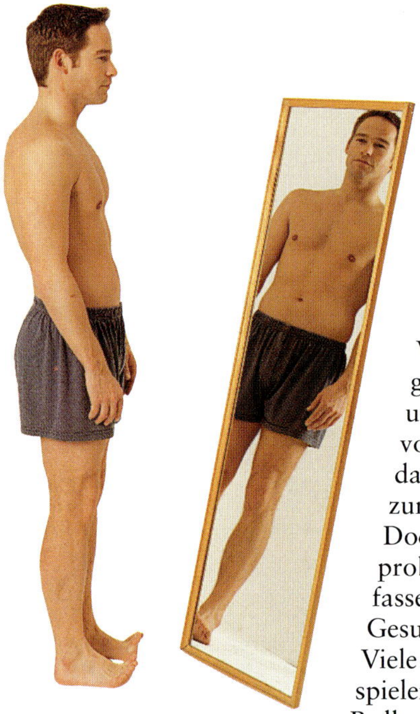

Beim leisesten Zweifel bezüglich des Gesundheitszustands Ihres Rückens, aber auch, wenn Sie unter extrem starken oder länger als 48 Stunden andauernden Schmerzen leiden, sollten Sie unverzüglich Ihren Arzt konsultieren.

EIN SCHMERZFREIES LEBEN

Wenn Sie sich die in diesem Buch vorgestellten Strategien zu eigen machen und aktiv versuchen, Rückenschmerzen vorzubeugen bzw. sie zu behandeln, dann trägt das sicherlich in großem Maße zur Steigerung Ihrer Lebensqualität bei. Doch die Behandlung von Rückenproblemen sollte nur ein Teil eines umfassenden Konzepts sein, um rundum Gesundheit und Wohlbefinden zu erlangen. Viele weitere Gesundheitsmaßnahmen spielen eine wichtige Rolle, um Rückenschmerzen vorzubeugen: eine ausgewogene, nährstoffreiche Ernährung, Gewichtskontrolle, Erhalten der allgemeinen körperlichen Fitneß durch regelmäßiges Training sowie Streßminderung und Entspannungstechniken. Ihr Rücken wird von einem ganzheitlichen medizinischen und gesundheitlichen Ansatz enorm profitieren. Folgen Sie also den Übungsanweisungen in diesem Buch, aber denken Sie auch daran, Ihren gesamten Lebensstil unter die Lupe zu nehmen, wenn Sie wirklich das Risiko verringern möchten, Rückenprobleme zu bekommen bzw. immer wieder unter ihnen zu leiden.

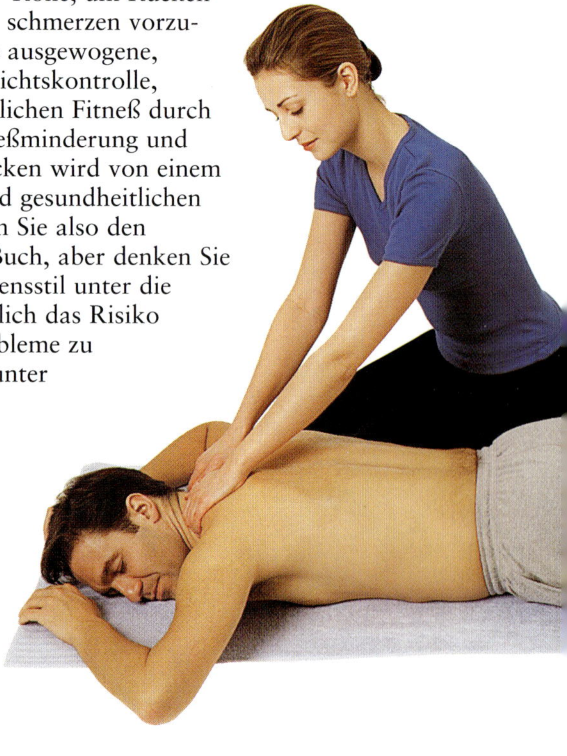

DER AUFBAU DES RÜCKENS

Der menschliche Rücken ist ein komplexes Gebilde aus verschiedenen Geweben. Knochen und Knorpel bilden eine Säule aus Gelenken, die durch ein Netzwerk von Bändern, Muskeln und Sehnen zusammengehalten und reichlich mit Blut versorgt wird. Die wichtigsten Nervenbahnen des Körpers verlaufen in der Wirbelsäule und werden zugleich auch von ihr geschützt. Eine äußerst komplexe und präzise Mechanik gewährleistet sowohl Kraft als auch Flexibilität im größtmöglichen Maß – doch gerade diese Eigenschaften machen den Rücken verletzlich gegenüber Verspannungen, Zerrungen und Verschleiß. In diesem Kapitel wird beschrieben, wie die verschiedenen Elemente des Rückens funktionieren und wie Schmerzen übermittelt werden.

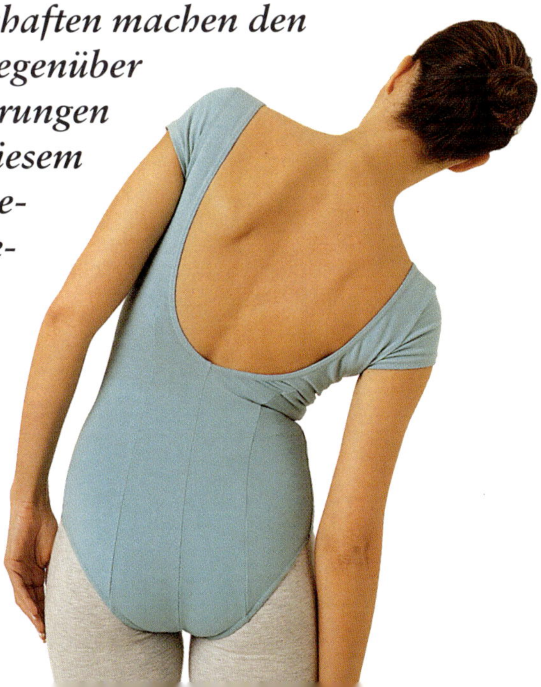

AUFBAU DER WIRBELSÄULE

Die Wirbelsäule setzt sich aus 33 bis 34 übereinander angeordneten, durch die Wirbelgelenke miteinander verbundenen Wirbelknochen zusammen, zwischen denen sich jeweils eine Faserknorpelschicht – die Bandscheiben – befindet. Die Wirbelsäule wird durch starke Bänder und die Wirbelgelenke gesichert. Daher verfügt sie zugleich über große Kraft und erhebliche Beweglichkeit. Dennoch ist die Wirbelsäule aufgrund der alltäglichen Beanspruchungen der empfindlichste Teil des Skeletts und deshalb auch häufige Ursache für Schmerzen.

DIE AUFGABEN DER WIRBELSÄULE

- Sie stützt den Kopf und stabilisiert das Skelett,
- gewährleistet eine aufrechte Haltung und eine Vielzahl von Bewegungen,
- schützt das Rückenmark,
- dient als Ansatzpunkt für Muskeln und Rippen und
- fungiert als Stoßdämpfer.

WIRBELSÄULENABSCHNITTE

- Die sieben Hals- oder Zervikalwirbel tragen den Kopf und balancieren ihn aus. Zwei spezialisierte Wirbel an der Schädelbasis, der Atlas und der Dreher, agieren wie ein Universalgelenk, so daß der Kopf gedreht sowie gebeugt werden kann.
- Die zwölf Brust- oder Thorakalwirbel sind mit den Rippen verbunden und bilden mit ihnen zusammen den Brustkorb. Dieser gibt der Lunge Bewegungsfreiheit, um sich beim Atmen ausdehnen zu können, und schützt viele lebenswichtige Organe.
- Die fünf Lenden- oder Lumbalwirbel bilden das „Kreuz“. Sie sind mit dem Kreuzbein oberhalb des Gesäßes verbunden.
- Das Kreuzbein besteht aus fünf zusammengewachsenen Knochen und bildet zusammen mit dem Becken einen knöchernen Schutzschild für die Blase und die Geschlechtsorgane.
- Das Steißbein am unteren Ende der Wirbelsäule ist gewissermaßen unser verkümmerter Schwanz. Es besteht aus vier bis fünf zusammengewachsenen Knochen und hat keine Funktion mehr.

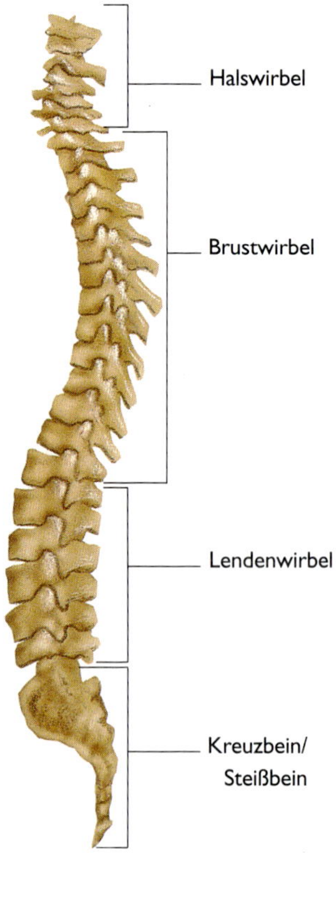

DIE S-FORM DER WIRBEL-SÄULE

Durch die doppelte S-Form der Wirbelsäule ist der Rücken in der Lage, die Belastungen, die sich aus der aufrechten Haltung ergeben, auszugleichen. Die Brust- und Kreuzbeinwirbel biegen sich konvex nach hinten; diese Bögen sind bereits bei der Geburt vorhanden (primäre Krümmung). Die Hals- und Lendenwirbel biegen sich konvex nach vorne (sekundäre Krümmung). Der Halsbogen bildet sich aus, wenn das Baby lernt, seinen Kopf zu heben, und der Lendenbogen, wenn es sitzen lernt.

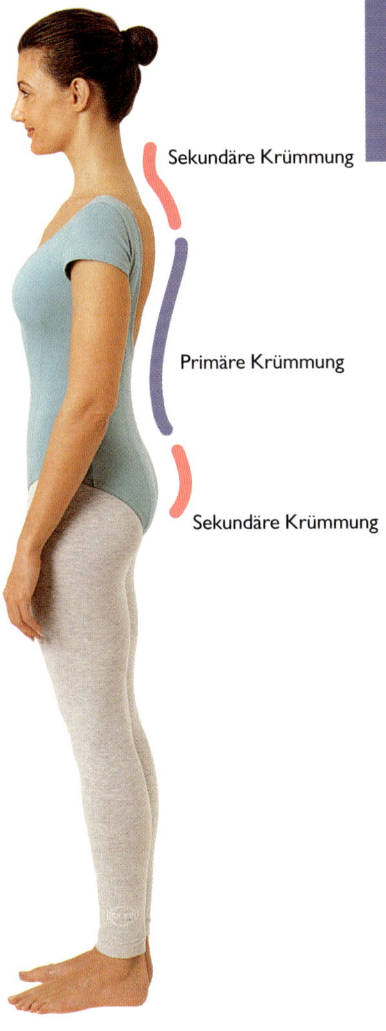

NATÜRLICHE FEDER

Diese natürlichen Krümmungen funktionieren wie eine Feder und verleihen der Wirbelsäule die nötige Widerstandskraft gegenüber der Erdanziehungskraft und den Stößen, denen sie ausgesetzt ist, wenn wir gehen oder laufen. Wenn der Rücken gewohnheitsmäßig zu gerade gehalten wird oder zu sehr gekrümmt ist, treten Funktionsstörungen auf. Die Muskeln und Bänder werden entweder überdehnt oder verkürzt, und die Knochen und Gelenke der Wirbelsäule verschleißen: Dann entstehen Rückenschmerzen.

FEHLBILDUNGEN

In der Medizin nennt man einen zu ausgeprägten konkaven Bogen Lordose und einen zu ausgeprägten konvexen Bogen Kyphose. Eine zu starke Ausprägung aller Bögen heißt Kypholordose. Bisweilen verkrümmt sich die Wirbelsäule s- oder c-förmig zur Seite. Diese Fehlbildung (Skoliose) ist in der Regel schon bei der Geburt vorhanden, kann jedoch auch manchmal ein Haltungsschaden sein. Auf diese Fehlbildungen wird auf den Seiten 100 f. genauer eingegangen.

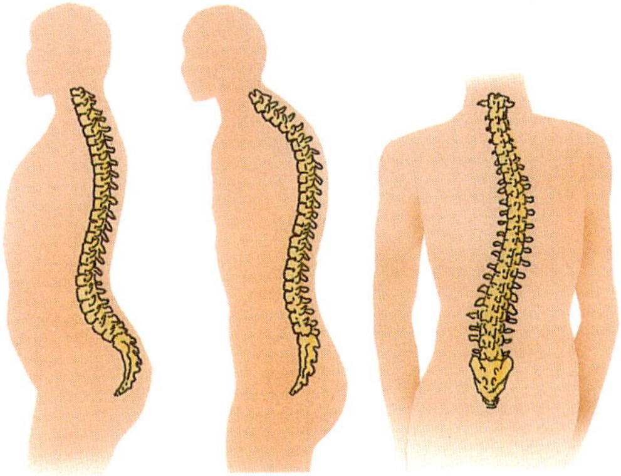

Kyphose Lordose Skoliose

GELENKE UND BÄNDER

Unsere Knochen sind lebende Gebilde, die reichlich mit Blut und Nerven versorgt sind und einen ständigen schnellen Umsatz von Nährstoffen aufweisen – insbesondere von den Mineralien Calcium und Phosphor sowie Vitamin D. Das in den Skelettknochen vorhandene Knochenmark produziert die für das Immunsystem entscheidend wichtigen und für den Sauerstofftransport im Körper verantwortlichen Blutzellen. Die Knochen sind durch Gelenke verbunden, die durch Bänder verstärkt werden. Sie bilden in ihrer Gesamtheit das Skelett.

DER AUFBAU DER WIRBEL

■ Der Wirbelkörper besteht aus schwammigem Knochengewebe, das von einer Schicht kompakten Knochengewebes umgeben ist. Letzteres ist äußerst stark und fest. Das schwammige, elastische Knochengewebe setzt sich aus zahlreichen miteinander verwobenen Fasern zusammen. Diese verleihen dem Knochen die Fähigkeit, Druck abzufedern und weiterzuleiten. Weil das Körpergewicht entlang der Wirbelsäule von oben nach unten immer größeren Druck ausübt, sind die unteren Wirbel entsprechend größer als die oberen.

■ Der nach hinten ragende Wirbelbogen schützt das Rückenmark, das vom Gehirn im Wirbelkanal bis zur Lendenwirbelsäule verläuft.

■ Die drei knöchernen Muskelfortsätze bilden die „Vertäuungspunkte“ für Muskeln und Bänder. Die zwei Querfortsätze ragen zur Seite und der Dornfortsatz nach hinten. Die Dornfortsätze können am Rücken entlang der Wirbelsäule ertastet werden.

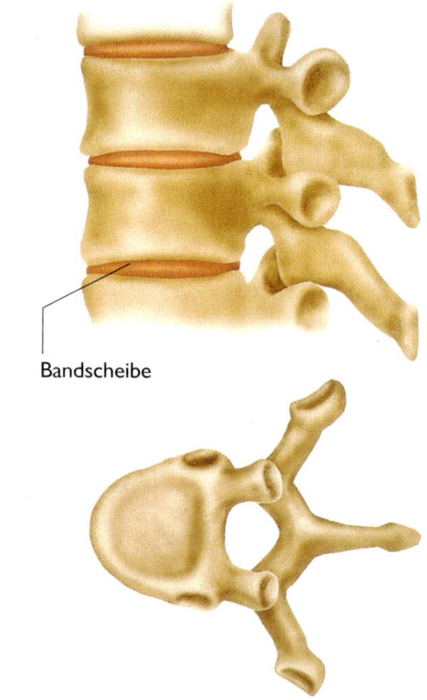

DIE WIRBELGELENKE

Jeder Wirbel besitzt zudem vier Wirbelgelenke, und zwar jeweils eines an der Wirbelober- und -unterfläche sowie an den Querfortsätzen. Durch diese Gelenke sind die Wirbel miteinander verbunden. Weitere Informationen über diese wichtigen Gelenke finden Sie auf Seite 43.

I

DIE BANDSCHEIBEN

Zwischen den einzelnen Wirbeln befinden sich Band- oder Zwischenwirbelscheiben genannte Knorpelscheiben, die gleichsam als Polster oder Stoßdämpfer dienen und die Kompression und die Drehbewegungen entlang der Wirbelsäule ermöglichen. Sie setzen sich aus einem äußeren Faserknorpelring und einem Faserring aus Bindegewebe mit einem gallertartigen Kern in der Mitte zusammen, der zu 85 Prozent aus Wasser besteht. Die Bandscheiben passen sich wie ein mit Wasser gefüllter Ballon dem verfügbaren Raum an und ermöglichen so die verschiedenartigsten Bewegungen, die wir ausführen.

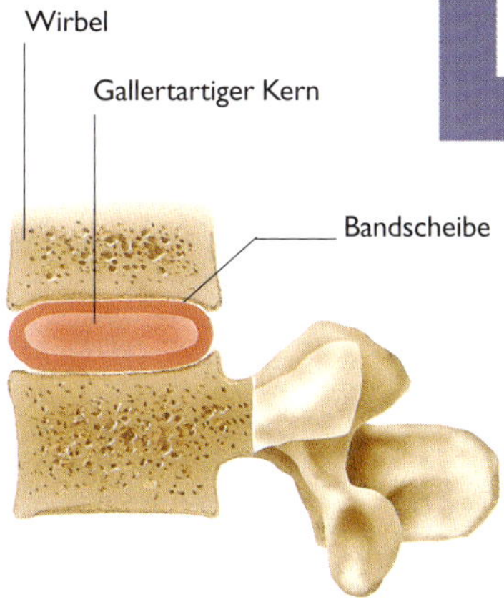

WAS IST EIN BANDSCHEIBENVORFALL?

Stehen, Heben und andere alltägliche Tätigkeiten üben großen Druck auf die Bandscheiben aus. Diese können sich dadurch nach außen oder zwischen die Wirbelkörper ausbeulen. Normalerweise nehmen die Bandscheiben während der Ruhezeiten oder im Schlaf wieder ihre übliche Form an. Sind sie jedoch großem Druck ausgesetzt, kann der Gallertkern aus seiner Hülle herausquellen. Drückt er dabei auf einen Nerv, ist die Folge ein schmerzhafter Bandscheibenvorfall.

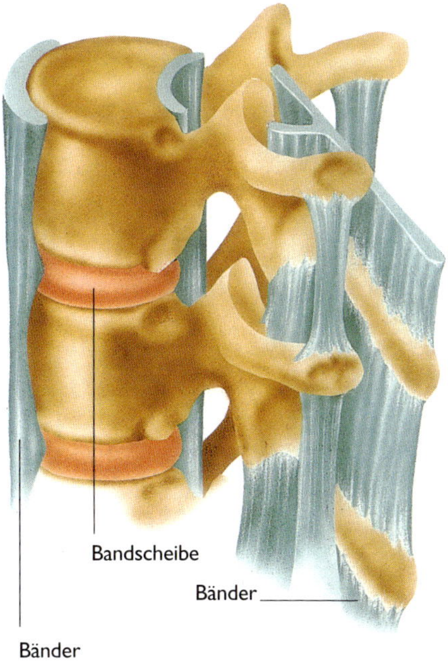

BÄNDER

Ein Band ist ein strangartiges Fasergewebe, das von einem Knochen zum anderen verläuft und so ein Gelenk stärkt und schützt. Bänder haben zwar einen gewissen Spielraum; je nach Länge beschränken oder verhindern sie jedoch bestimmte Bewegungen. Die Hauptbänder der Wirbelsäule verlaufen über die ganze Länge an der Vorder- und Hinterseite sowie auf beiden Seiten der Wirbelkörper. Andere verbinden die einzelnen Wirbel jeweils zwischen den Fortsätzen und umgeben die Wirbelgelenke. Bänder, die nicht genügend Bewegung haben, werden steif; werden sie über längere Zeit hinweg überdehnt, erschlaffen sie. Im ersten Fall ist die Bewegungsfähigkeit eingeschränkt, im zweiten zu sehr ausgeweitet.

MUSKELN UND BEWEGUNG

Muskeln bestehen aus Millionen langer Fasern, die durch Bindegewebe gebündelt werden. Jeder einzelne Muskel besteht wiederum aus zahlreichen dieser von einer Hülle umgebenen Faserbündel. Skelettmuskeln sind an jedem Ende durch eine Sehne mit einem Knochen verbunden und haben eine gleitfähige Hülle, mit der sie sich leicht über andere Sehnen oder Knochen hinwegbewegen können. Ein kontrahierender Muskel zieht an den Knochen und bewirkt so eine Bewegung. Muskeln sind aber auch für die Haltung verantwortlich. Sie funktionieren meist in entgegengesetzten Paaren – wenn einer kontrahiert, entspannt der andere.

RÜCKENMUSKELN

Die Rückenmuskeln sind in mehreren Schichten angeordnet, wobei kein Muskel quer über die Wirbelsäule verläuft. Jeder Muskel der einen Seite hat einen ihm entsprechenden auf der anderen Seite.

■ Am tiefsten gelegen sind die kurzen, dichten Muskelstränge, die sich von einem Wirbel zum anderen spannen. Solange die Muskeln auf beiden Seiten der Wirbel gleich stark sind, ist die Wirbelsäule stabil und aufrecht.

■ Darüber legen sich lange Muskelstränge, die meist im Becken beginnen, von wo aus sie sich fächerförmig verteilen und mit verschiedenen Wirbeln, Rippen und sogar dem Kopf „vertäut“ sind. Sie sind zumeist verantwortlich für die Steuerung der großen Rückenmuskeln, die für die Haltung zuständig sind.

■ Die größten Rückenmuskeln spannen sich als äußerste Schicht meist wie große Dreiecke von den Wirbelfortsätzen bis zu den Schulterblättern und Schultergelenken. Diese kräftigen Muskeln stabilisieren den Rumpf, wenn Sie Ihre Arme bewegen – und zwar vor allem beim Heben.

BAUCHMUSKELN

Die Bauchmuskeln sind die Gegenspieler der Rückenmuskeln; sie gleichen den nach hinten gerichteten Zug der Rückenmuskeln durch einen nach vorn gerichteten aus. Wenn sie sich zusammenziehen, beugt sich die Wirbelsäule.

■ Der Lenden-Darmbein-Muskel ist ein tiefgelegener Bauchmuskel. Er ist mit den Lendenwirbeln verbunden, erstreckt sich über die Vorderseite der Hüftgelenke und endet am Oberschenkelknochen. Er drückt die Lendenwirbel zusammen, z.B. wenn man von einer liegenden in eine sitzende Position wechselt.

■ Die anderen großen Bauchmuskeln wirken indirekt auf die Wirbelsäule. Wenn sie kontrahiert sind, steigern sie den Druck in der Bauchhöhle, so daß diese einen Teil des Drucks von der Wirbelsäule ausgleichen kann. Sind die Bauchmuskeln schwach, wird jeder Druck – besonders beim Heben – vor allem von der Wirbelsäule und den Rückenmuskeln getragen.

DIE VERSCHIEDENEN BEWEGUNGEN

Die Wirbelsäule kann in der Vertikalen in mehrere Richtungen bewegt werden. Das größte Ausmaß an Bewegung erlaubt die Vorwärtsbeuge.

Vorwärtsbeuge

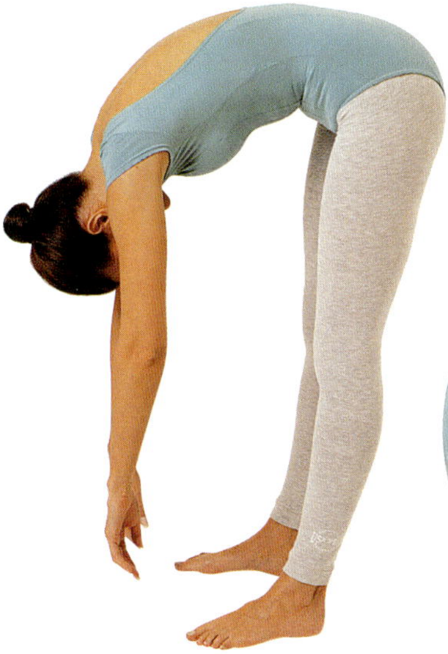

Rückenbeuge oder „Streckung“

Seitenbeuge

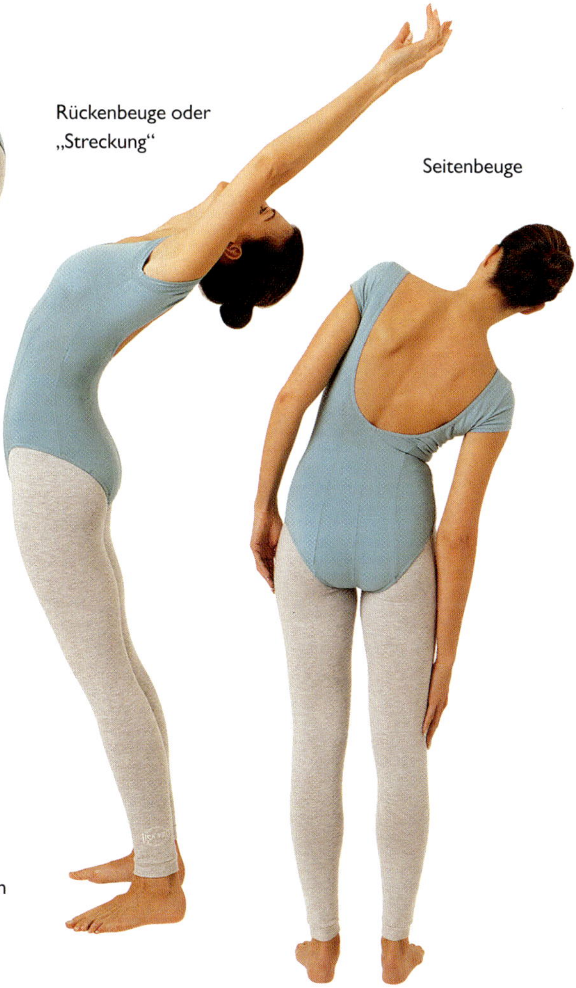

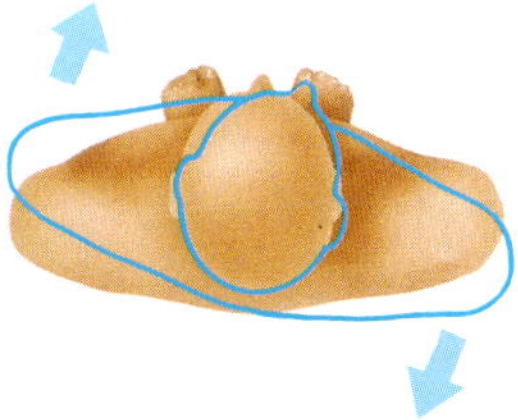

Die Wirbelsäule kann sich bei Bewegungen zur Seite auch horizontal drehen.

WO WIRD DIE WIRBELSÄULE BEWEGT?

Im Bereich der Hals- und Lendenwirbelsäule sind mehr Bewegungen möglich als im Bereich der Brustwirbel. Hierfür sind das Verhältnis zwischen der Dicke der Wirbel und der Bandscheiben sowie die Spannung der Sehnen verantwortlich. Die Lendenwirbelsäule ist für 80 Prozent der vorwärtsbeugenden Bewegungen zuständig, weshalb sie besonders anfällig für Zerrungen ist. 20 Prozent der Bewegungen finden zwischen dem vierten und fünften Lendenwirbel statt, 60 Prozent zwischen dem fünften Lendenwirbel und dem ersten Kreuzbeinwirbel.

DAS RÜCKENMARK

Eine der Hauptaufgaben der Wirbelsäule ist der Schutz des Rückenmarks; es verbindet das Gehirn mit dem peripheren Nervensystem, transportiert also Sinnesempfindungen vom Körper ins Gehirn und vermittelt umgekehrt Impulse des Gehirns an die Muskeln. Jede Wirbelsäulenverletzung, an der Rückenmarksnerven beteiligt sind, kann Schmerzen oder sogar Lähmungen in fast jedem Körperteil nach sich ziehen. Das Ischiassyndrom zum Beispiel wird durch Druck auf die Ischiasnervenwurzel an der Lendenwirbelsäule verursacht. Häufig geschieht dies durch eine verschobene Bandscheibe. Wegen der dramatischen Folgen ist es ganz besonders wichtig, sorgsam mit dem Rücken umzugehen.

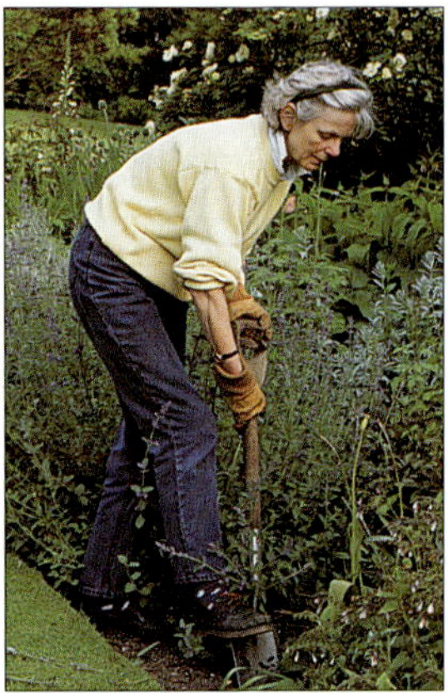

Durch Graben bedingte Zerrungen sind häufig Ursache für das Ischiassyndrom.

ANATOMIE DES RÜCKENMARKS

Das Rückenmark ist Teil des zentralen Nervensystems. Auf einer Länge von etwa 45 cm verläuft es von der Schädelbasis bis zur Lendenwirbelsäule, von wo aus sich die verbleibenden Nerven verzweigen.

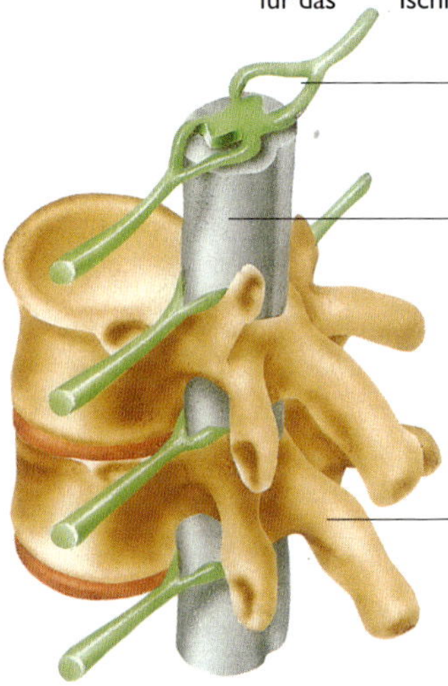

- Der zylindrisch geformte Nervenstrang besteht aus Blutgefäßen und einem inneren Kern aus Nervenfasern. In regelmäßigen Abständen zweigen Rückenmarksnerven ab, die durch die Lücken zwischen den Wirbelgelenken und den Wirbelkörpern weiterverlaufen und schließlich ein Netzwerk aus kleineren Nervenzweigen bilden, die jeweils einen Körperbereich versorgen.
- Das Rückenmark verläuft im Rückenmarkskanal, einer durch die Wirbel gebildeten Knochenröhre, und wird von ihm geschützt. Schutz bieten zudem die kleinen spinalen Bänder und Muskeln. Das Rückenmark ist von einer zerebrospinalen Flüssigkeit umgeben; sie dient als Puffer und schützt das Rückenmark vor Druck.
- Das ganze Rückenmark kann sich strecken und veränderten Körperhaltungen anpassen. Es ist schwer zu verletzen, außer wenn die Wirbelsäule verschoben oder gebrochen wird oder ein spitzer Gegenstand in den Nervenstrang sticht.

SPINALNERVEN

Die Spinalnerven bestehen aus Millionen einzelner Nervenfasern oder Neuronen. Von diesen werden drei Kategorien unterschieden:

- motorische (Bewegungs-) Nerven, die die Muskelbewegungen steuern,
- sensorische (Empfindungs-) Nerven, die Impulse von den Nervenenden der Sinnesorgane in den Körper zum Rückenmark und ins Gehirn übermitteln,
- gemischte Nerven aus motorischen und sensorischen Fasern.

Alle Spinalnerven sind gemischte Nerven und übermitteln als solche sensorische Informationen an das Gehirn und motorische Informationen vom Gehirn in den restlichen Körper. Jeder Spinalnerv deckt einen bestimmten Körperbereich ab:

- Nerven aus dem Hals- oder Zervikalbereich versorgen die Schultern und Arme.
- Nerven aus dem Thorakal- oder Brustbereich versorgen den Rumpf.
- Nerven aus dem Lumbal- oder Kreuzbeinbereich versorgen das Gesäß und die Beine.
- Ein von einem bestimmten Spinalnerv versorgtes Hautsegment nennt man Dermatom. Am Rumpf bilden diese Dermatome regelmäßige Abschnitte, die um den Körper herum verlaufen. Bei den Gliedmaßen ist die Zuordnung etwas komplizierter, da hier zwei Spinalnerven ein Segment versorgen können. Dennoch können Fachleute anhand der Taubheitsgefühle oder Schmerzen in einem bestimmten Hautbereich relativ gut nachvollziehen, welche Nervenwurzel bei einem spinalen Problem betroffen ist.

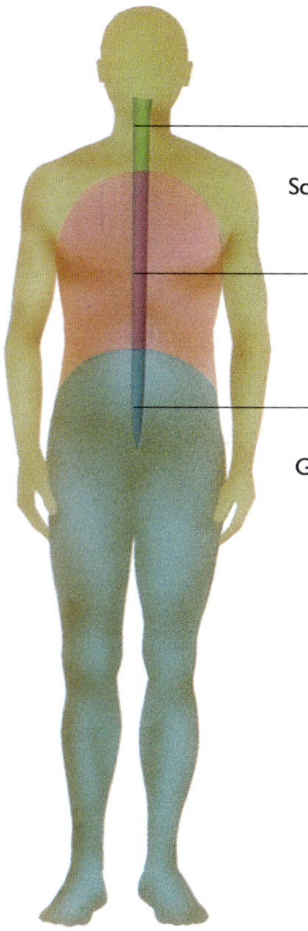

Warnung

Wenn sich eine Person bei einem Unfall oder auf andere Weise verletzt hat und Sie den Verdacht hegen, daß die Wirbelsäule in Mitleidenschaft gezogen wurde, versuchen Sie auf keinen Fall, diese Person zu bewegen, außer die Situation ist lebensbedrohend. Alarmieren Sie sofort medizinische Hilfe. Eine Schädigung des Rückenmarks aufgrund von falscher Behandlung kann ernste, langwierige neurologische Konsequenzen nach sich ziehen.

WIE WIR SCHMERZ FÜHLEN

Schmerz ist das Alarmsignal des Körpers. Durch ihn erfährt das Gehirn, daß etwas nicht in Ordnung ist, und kann entsprechend reagieren. Schmerz ist zwar unangenehm, aber überlebenswichtig. Er macht uns auf körperliche Verletzungen aufmerksam und warnt uns vor Krankheiten und anderen Gefahren, die wir sonst möglicherweise nicht erkannt hätten. Schmerz wird im Gehirn als Reaktion auf die Impulse von Schmerzrezeptoren erzeugt. Rezeptoren in der Haut sind vor allem für das Erkennen äußerlicher Bedrohungen wie etwa Feuer oder Wunden zuständig; Rezeptoren in den tiefergelegenen Geweben und Organen reagieren auf innere Verletzungen und Krankheiten.

SCHMERZARTEN

Der akute und der chronische Schmerz erfüllen verschiedenartige Warnfunktionen und senden unterschiedliche Informationen an das Gehirn.

Schmerzkategorie	Auftreten und Funktion	Beispiele
Akuter Schmerz	Heftiger, intensiver Schmerz, der vor plötzlicher körperlicher Bedrohung warnt.	Verletzungen, z. B. Schnitte oder Verbrennungen.
Chronischer Schmerz	Dauerhafter, dumpfer Schmerz und Überempfindlichkeit im betroffenen Körperbereich. Er warnt uns, daß irgendeine Schädigung stattfindet oder schon vorliegt.	Er kann Fehlfunktionen oder Krankheiten in Teilbereichen des Körpers begleiten. Beispiele sind Rücken- oder Kopfschmerzen.

SCHMERZFASERN

Akute und chronische Schmerzen unterscheiden sich auch in der Art, wie sie dem Gehirn mitgeteilt und von ihm beantwortet werden. Hierbei spielen unterschiedliche Nervenfasern eine Rolle. Akute Schmerzen werden über A-Delta-Fasern übermittelt. Diese sind von einer schützenden Hülle aus Myelin, einer fettähnlichen Substanz, umlagert und übertragen Nervenimpulse mit hoher Geschwindigkeit von etwa 10 Metern pro Sekunde. Chronische Schmerzen werden über C-Fasern übertragen. Diese haben keine schützende Myelinschicht, und die Impulse werden sehr viel langsamer übertragen – mit etwa 1 Meter in der Sekunde.

I

SCHMERZSCHWELLEN

Schmerzrezeptoren arbeiten nach der Prämisse „alles oder nichts". Erst wenn der Reiz über einen gewissen Grenzwert steigt, senden sie eine Schmerzbotschaft aus. Die Intensität der Schmerzen unterscheidet sich nicht darin, daß die Signale stärker oder schwächer gesendet werden, sondern durch die unterschiedliche Anzahl und Häufigkeit der Meldungen, die das Gehirn erhält. Doch nicht jedes Schmerzsignal erreicht das Gehirn. Hierfür sorgen drei „Tore" zwischen den Schmerzrezeptoren und dem für die Sinneswahrnehmung verantwortlichen Teil der Hirnrinde, zu dem das Schmerzsignal gesendet wird.

„SCHMERZTORE"

Die erste Kreuzung befindet sich im Rückenmark. Sie agiert nach dem als „Gate-Theorie" oder „Gate-Control-Theorie" bekannten Prinzip, demzufolge ein Tor („gate") Verkehrsströme nur bis zu einer bestimmten Dichte passieren lassen kann. Wenn also zu viele Signale das Tor in die eine oder andere Richtung passieren wollen, genießen die A-Delta-Fasern Priorität. Die von den langsameren C-Fasern übermittelten Signale werden dann blockiert. Sobald jedoch die erste Flut der akuten Schmerzsignale nachgelassen hat, können auch diese durch das Tor gelangen. Die beiden anderen an der Schädelbasis gelegenen Tore verwenden die Endorphine genannten körpereigenen Schmerzmittel, um Schmerzen zu lindern oder zu blockieren (siehe Seite 20).

Schmerzempfindungen infolge einer Verletzung werden entlang den Nervenfasern zum Rückenmark und von dort aus zum Gehirn übermittelt.

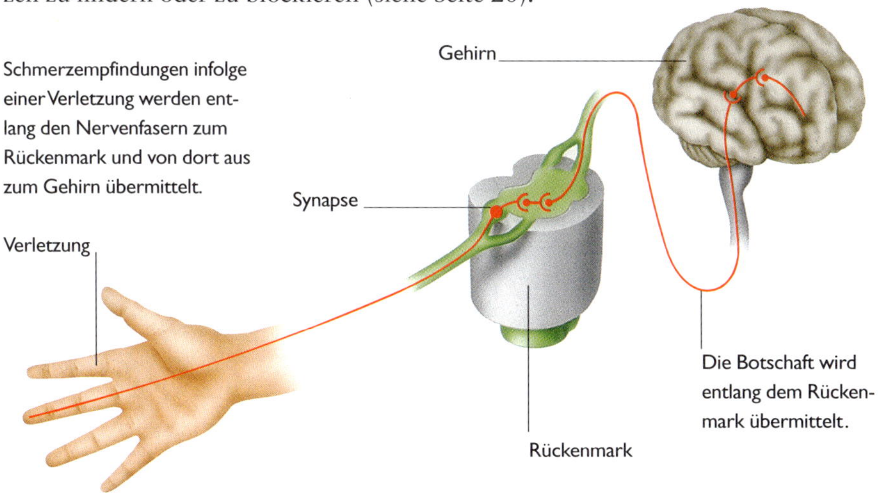

REIBEN HILFT

Druckempfindungen werden wie akute Schmerzempfindungen über A-Delta-Fasern ins Gehirn übermittelt. Dadurch genießen sie Priorität gegenüber den langsameren Signalen chronischer Schmerzen, die deshalb am Tor („gate") des Rückenmarks blockiert oder erheblich reduziert werden. Es hilft also wirklich, eine schmerzende Stelle zu reiben.

EIGENE SCHMERZSTILLER

Endorphine sind den „Transmitter“-Substanzen, die Nervenimpulse von einer Nervenfaser zur anderen übertragen, sehr ähnlich. Wenn diese Stoffe vom Gehirn und dem Nervensystem ausgeschüttet werden, können sie das Schmerzempfinden blockieren. Deshalb werden sie oft als körpereigene Schmerzmittel bezeichnet.

BIOCHEMISCHE SCHMERZBARRIEREN

Die Nervenwege von den sensorischen Rezeptoren zum Gehirn bestehen nicht nur aus einer einzigen Nervenfaser, sondern die Kette besteht aus mehreren Gliedern. An den Verbindungsstellen müssen die Impulse zwischen den Nervenfasern übermittelt werden. Diese Funktion übernehmen die Transmittermoleküle. Endorphine imitieren deren Charakteristika, setzen sich an den Nervenfasern, die eigentlich das Schmerzsignal erhalten sollen, an die Stelle der Rezeptoren und übermitteln dann die Impulse einfach nicht weiter. Auf diese Weise blockieren sie die Schmerzsignale auf ihrem Weg zum Gehirn. Im Körper sind Endorphine zwar in unterschiedlichem Maß vorhanden, ihre Produktion kann jedoch auf mehrere Arten angeregt werden, nämlich durch:

- Sport – Endorphine sind z.B. für das Hochgefühl beim Laufen verantwortlich,
- tiefe Entspannung,
- Zufriedenheit,
- Schlaf,
- positive Geisteshaltung, Vorfreude.

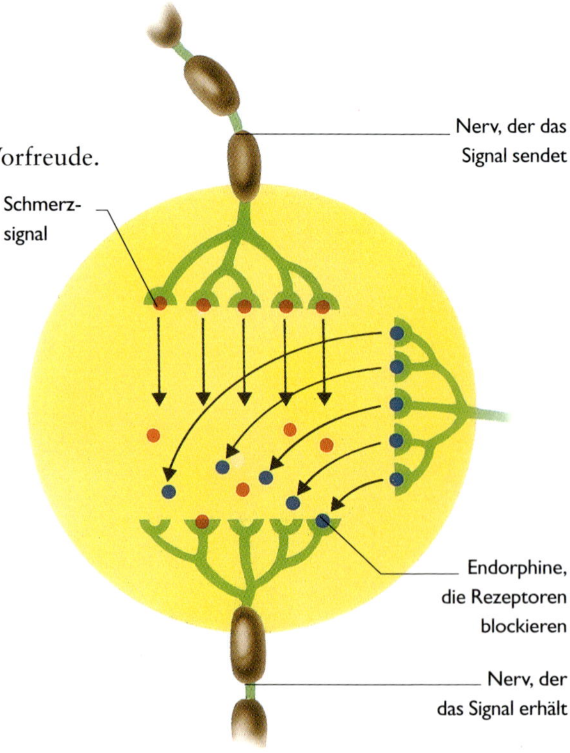

KAMPF ODER FLUCHT

Endorphine werden auch bei der „Kampf-oder-Flucht-Reaktion“ (siehe Seite 84 f.) ausgeschüttet. Deshalb nehmen Personen bei traumatischen Erlebnissen bisweilen Verletzungen nicht wahr – der Schmerz wird zurückgehalten, bis das Ereignis vorüber ist.

AKUTE RÜCKEN-SCHMERZEN

2

Eine plötzliche akute Rückenschmerzattacke kann zwar erheblich schwächen und sehr quälend sein; sie bedeutet jedoch nicht unbedingt, daß Sie von nun an immer mit einem „schlimmen Rücken“ geschlagen sind. Zumeist liegt der Attacke eine chronische Ursache zugrunde, der man sich, sobald der akute Schmerz nachgelassen hat und sich die Rückenmuskeln, -bänder und -gelenke wieder in einem weniger kritischen Zustand befinden, zuwenden kann. In diesem Kapitel zeigen wir Ihnen, wie Sie auf eine Schmerzattacke reagieren und wann Sie den Arzt rufen sollten. Außerdem bieten wir ein Regenerationsprogramm aus Übungen, Ruhestellungen und Selbsthilfemaßnahmen.

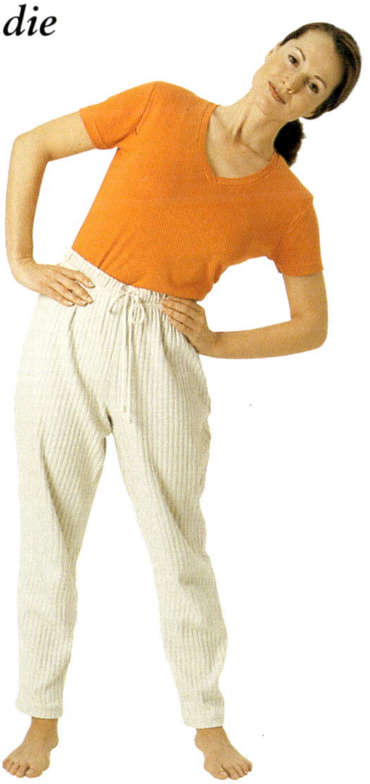

2

WAS SIND DIE URSACHEN?

Die häufigsten Ursachen für akute Rückenschmerzen sind chronische Langzeit-Rückenprobleme, die die Wirbelsäule und ihre Muskeln so sehr beansprucht und verspannt haben, daß dauerhafte Schäden entstanden sind. Aber auch degenerative Erscheinungen wie Osteoarthrose oder Osteoporose können dafür verantwortlich sein, wenn sie so weit fortgeschritten sind, daß die Gewebe in Mitleidenschaft gezogen sind. Hier kann zwar nach etwa einem Tag eine zeitweise Linderung eintreten, doch wahrscheinlich werden sich die akuten Schmerzattacken so lange wiederholen, bis das ihnen zugrundeliegende Problem gelöst wird.

CHRONISCHE URSACHEN FÜR RÜCKENSCHMERZEN

Wenn eine akute Rückenschmerzattacke durch chronische Probleme verursacht wird, dann sind die wahrscheinlichsten Ursachen:

- Fehlhaltung (siehe Seite 68 f.),
- schwache Bauchmuskeln (siehe Seite 80 f.),
- Osteoarthrose (siehe Seite 94 f.),
- Osteoporose (siehe Seite 96 f.).

MECHANISCHE URSACHEN FÜR AKUTEN SCHMERZ

Eine Schmerzattacke kann häufig auch durch eine an sich unbedeutende Bewegung ausgelöst werden, z.B. wenn man sich nach einer auf dem Boden stehenden Tasche bückt. Die eigentliche Schädigung jedoch wurde in der Regel schon etwa einen Tag zuvor durch eine ungewohnte körperliche Anstrengung bewirkt. Bei einer solchen Gelegenheit können sich die Muskeln leicht durch den Versuch, den Rücken vor der ungewohnten Beanspruchung zu schützen, überdehnen und verspannen. Zudem können auch Bänder, Wirbel und Bandscheiben in ungewohntem Maße beansprucht werden.

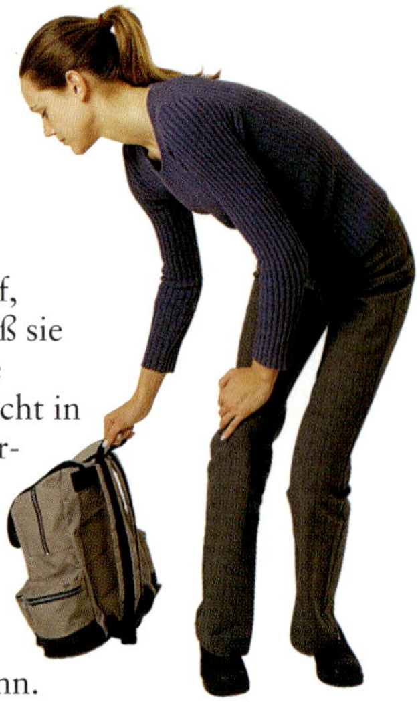

Am nächsten Tag sind die Muskeln entweder steif, schmerzen, oder sie haben sich so sehr gelockert, daß sie die Wirbelsäule nicht mehr ausreichend stützen. Die Bänder und Gelenke hingegen haben immer noch nicht in den Zustand zurückgefunden, den sie vor der körperlichen Anstrengung innehatten. Diese rein mechanische Schädigung destabilisiert das ganze System so, daß eine relativ harmlose Bewegung das „Faß zum Überlaufen“ bringen und Muskelkrämpfe, Bänderdehnungen, einen Bandscheibenvorfall oder eine Entzündung der Wirbelgelenke verursachen kann.

FALSCHES HEBEN

Falsches Heben – z.B. von schwerem Gepäck aus dem Kofferraum – kann ein Auslöser für akute Rückenschmerzen sein. Heben mit gebeugtem Rücken verdoppelt den Druck auf die Bandscheiben, so daß bereits geschwächte Gelenke, Bänder oder Bandscheiben der zusätzlichen Belastung nicht mehr gewachsen sind.

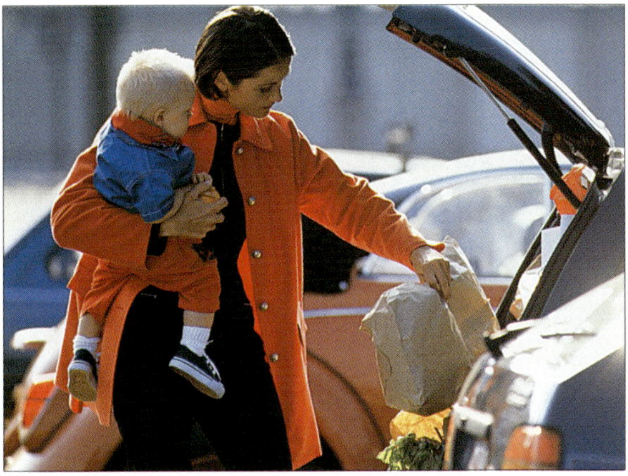

ÜBERMÄSSIGER ODER UNGEWOHNTER SPORT

Anstrengende sportliche Betätigung, besonders wenn sie wie beim Squash oder Tanzen mit Drehbewegungen verbunden ist, ist eine der häufigsten Ursachen akuter Rückenschmerzen. Manche Sportarten verlangen sehr einseitige Bewegungsabläufe wie etwa Nach-vorne-Beugen oder -Bücken, wobei nur bestimmte Muskelpartien benutzt werden. Die gegenüberliegenden Muskeln – die die Wirbelsäule strecken – werden dann überdehnt, geschwächt und können sich nur noch bis zu einer halb aufrechten Position zusammenziehen. In diesen Fällen sind die Muskeln und Bänder nicht mehr stark oder biegsam genug, um bei Drehbewegungen dem verstärkten Druck standzuhalten.

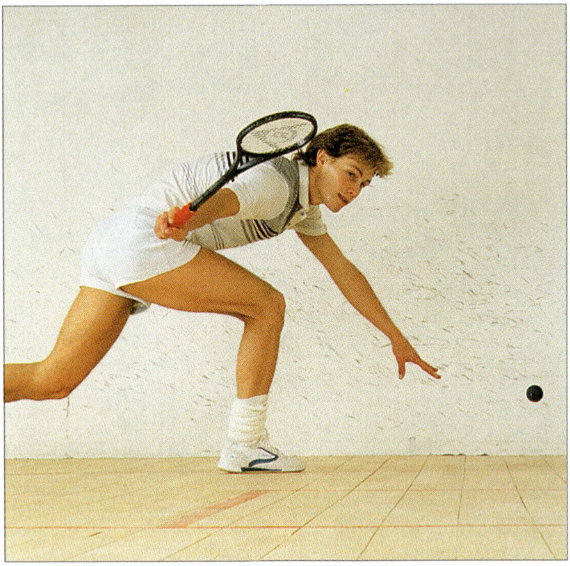

Warnung

Wenn bei einem Unfall oder Sturz die Wirbelsäule in Mitleidenschaft gezogen wurde, ist unbedingt ein Arzt zu rufen. Der Verletzte sollte nur unter medizinischer Aufsicht bewegt werden, bis die Wirbelsäule geröntgt und eine Verschiebung oder Fraktur ausgeschlossen werden kann.

2

WAS IST ZU TUN?

Als erstes sollten Sie Ihre wie auch immer geartete Tätigkeit abbrechen und sich auf ein Bett oder den Boden legen, selbst wenn Sie dorthin kriechen müssen. Diese Regel gilt jedoch nicht, wenn ein oder beide Beine plötzlich taub geworden sind, Sie hingefallen sind, einen Unfall hatten oder einen plötzlichen Stoß erlitten haben (siehe dazu nebenstehende Tabelle). Durch das Hinlegen entlasten Sie Ihre Wirbelsäule, die so nur noch ein Viertel des Drucks aushalten muß, dem sie im Stehen ausgesetzt ist. Diese Druckreduzierung kann schon den Schmerz lindern und gibt den Muskeln, die sich schützend verkrampft haben, die Gelegenheit, sich zu lockern. Weiterhin hilft es, sich geistig positiv einzustimmen, um Geist und Körper zu entspannen.

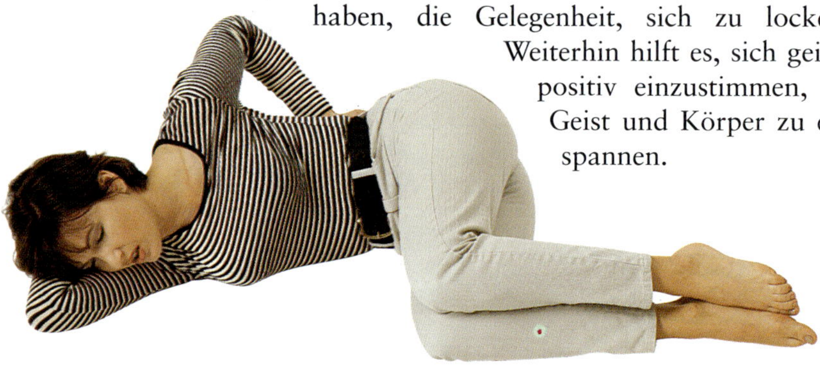

WELCHE POSITION EINNEHMEN ?

Am effektivsten verringern Sie den Druck auf die Wirbelsäule, wenn Sie sich flach auf den Rücken legen. Versuchen Sie dies zuerst ohne Kissen; wenn Sie immer noch Schmerz fühlen, legen Sie ein Kissen unter Ihren Kopf und, wenn notwendig, ein weiteres unter Ihre Knie, damit Ihre Lendenwirbelsäule nicht zu stark gekrümmt ist. Wenn der Schmerz bis in die Beine ausstrahlt, legen Sie einen Kissenstapel unter Ihre Unterschenkel, so daß Ihre Hüfte und Knie im rechten Winkel gebogen sind; damit entlasten Sie den Druck auf den Ischiasnerv (siehe Seite 98 f.).

In manchen Fällen lindert das Liegen auf dem Rücken nicht den Schmerz. Wenn Sie diese Stellung als schmerzhaft empfinden, probieren Sie eine der auf den nächsten Seiten beschriebenen Maßnahmen aus, um eine schmerzfreie Position zu finden.

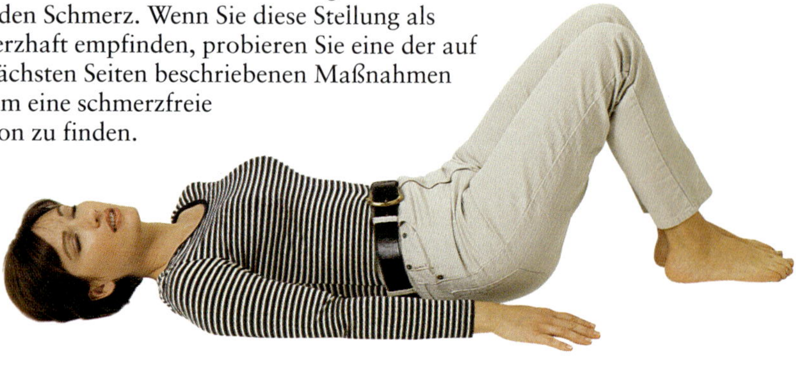

WIE ERNST IST DAS PROBLEM?

Der folgende Fragebogen kann Ihnen als Entscheidungshilfe dienen, wie ernst Ihr spezielles Problem ist. Beim geringsten Zweifel rufen Sie bitte einen Arzt.

1 Bei folgenden Umständen sollten Sie absolut still verharren und jemanden bitten, den Notarzt zu rufen:

- Sie hatten gerade einen Unfall.
- Sie sind vor kurzem gestürzt oder haben einen plötzlichen Stoß bekommen.
- Ein oder beide Beine wurden plötzlich taub.

2 Bei folgenden Umständen sollten Sie sofort ärztlichen Rat einholen. Rufen Sie Ihren Hausarzt oder die Ambulanz im Krankenhaus an, wenn:

- Sie zudem entweder in der Brust, im linken Arm oder im Kiefer Schmerz verspüren,
- der Schmerz nicht nachläßt, schlimmer wird und durch Stellungswechsel nicht gemildert werden kann,
- sich Ihre Beine immer schwächer anfühlen, taub werden und Sie Schwierigkeiten beim Wasserlassen und Stuhlgang haben,
- der Schmerz anhaltend stark ist und nur nachläßt, wenn Sie sich nach vorne beugen.

3 Bei folgenden Umständen sollten Sie in den nächsten Tagen den Arzt konsultieren:

- Sie verspüren zudem Taubheit oder ein Kribbeln in Armen oder Beinen.
- Sie haben vor kurzem an Gewicht verloren und sich generell unwohl und müde gefühlt.
- Sie haben die Menopause hinter sich.
- Sie sind schwanger.
- Sie sind Veganer oder haben häufig Diät gehalten.
- Sie sind älter als 60 Jahre.

4 Bei folgenden Umständen sollten Sie 24 Stunden Bettruhe einhalten und Ihren Arzt konsultieren, falls sich danach keine Besserung einstellt:

- Der Schmerz verändert sich, wenn Sie sich bewegen.
- Sie haben vor kurzem ungewohntes, anstrengendes Training ausgeführt.
- Sie haben sich plötzlich gedreht oder schwere Gegenstände gehoben.

SOFORTMASSNAHMEN

Wenn Sie die auf Seite 24 beschriebene Lage unbequem finden, versuchen Sie, mit den gezeigten Positionen und Übungen eine schmerzfreie Stellung zu finden, in der Sie die nächsten 24 Stunden verbringen können. Weil die dem Schmerz zugrunde liegende Ursache von Person zu Person variiert, werden Sie wohl jede Stellung und Übung ausprobieren müssen, um herauszufinden, welche in Ihrem Fall hilft. Falls ein Teil einer Übung den Schmerz lindert, sollten Sie diese Stellung als Ruheposition einnehmen. Wenn Sie eine harte Matratze haben, können Sie die Bewegungen im Bett ausprobieren; führen Sie ansonsten die Übung auf einer Gymnastikmatte oder einem dicken Teppich aus.

SCHMERZLINDERNDE STELLUNG

1 Legen Sie sich auf den Bauch, und legen Sie die Hände an die Seite.

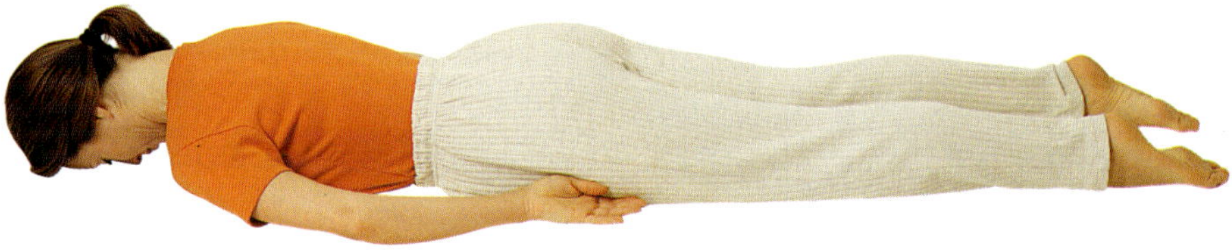

2 Falls Sie immer noch Schmerzen verspüren, legen Sie ein Kissen unter Ihren Bauch; wenn das nicht hilft, sollten Sie versuchen, die Hüfte leicht seitwärts zu verschieben. Versuchen Sie dies auf jeder Seite, da die Wirksamkeit der Bewegung davon abhängt, auf welcher Seite die Schmerzursache liegt.

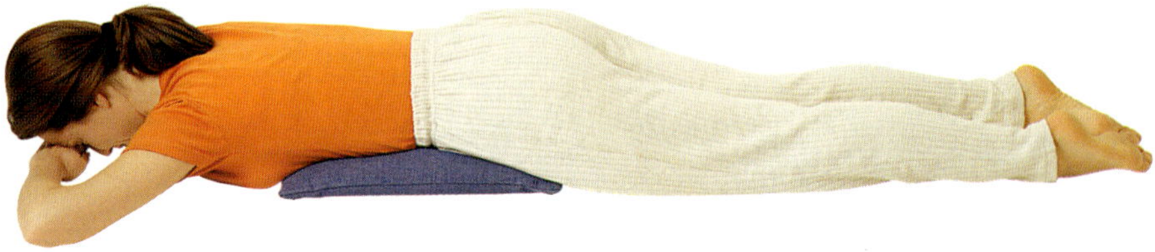

Warnung

Hören Sie sofort mit einer Übung auf, sobald sie schmerzt, den Schmerz intensiviert oder den Schmerzbereich ausweitet, denn sonst könnten Sie das Problem verschlimmern. In den ersten zwei Tagen sollten die auf diesen Seiten dargestellten Übungen nur etwa dreimal täglich jeweils dreimal wiederholt werden; ansonsten sollten Sie ausruhen. Wenn der Schmerz langsam nachläßt, können Sie die Anzahl der Übungen bis höchstens jeweils 10 Wiederholungen steigern.

BECKEN SCHRÄGSTELLEN

1 Legen Sie sich auf den Rücken, Ober- und Unterschenkel bilden einen rechten Winkel; stellen Sie die Füße flach auf den Boden.

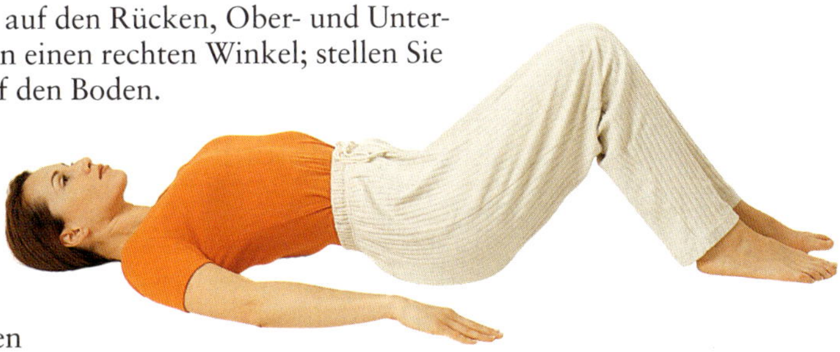

2 Biegen Sie das Kreuz nach oben, und drücken Sie es dann wieder fest auf den Boden. Achten Sie darauf, daß Sie den Brustkorb still halten, während sich Ihre Hüften vor und zurück bewegen.

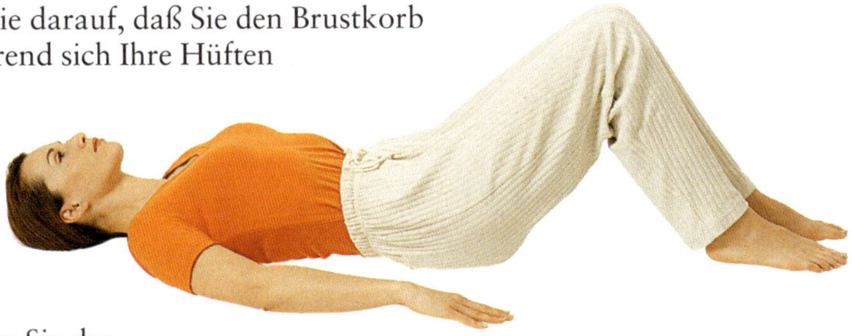

3 Wiederholen Sie die Übung dreimal, und beenden Sie sie, indem Sie das Kreuz in einer neutralen, auf halbem Wege zwischen den Extremen liegenden Stellung halten. Steigern Sie die Anzahl der Wiederholungen nach den ersten zwei Tagen langsam auf 10.

KNIEROLLEN

1 Legen Sie sich auf den Rücken, und beugen Sie die Knie wie in der Beckenübung. Halten Sie dabei jedoch die Hüfte flach auf dem Boden.

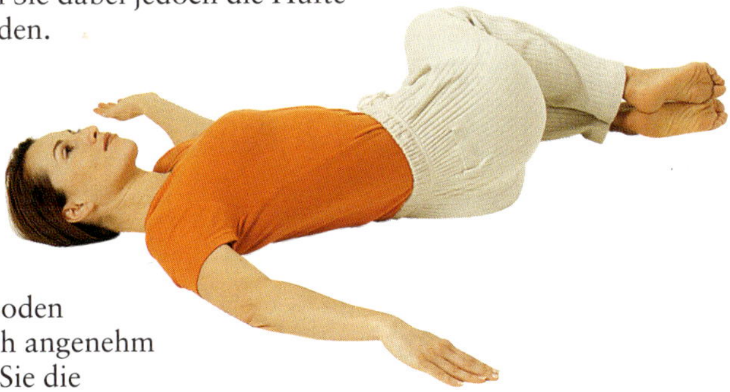

2 Schaukeln Sie die Knie von einer Seite auf die andere. Lassen Sie sie dabei so weit auf den Boden fallen, wie es noch angenehm ist. Wiederholen Sie die Übung dreimal, und steigern Sie die Anzahl nach den ersten zwei Tagen langsam auf 10.

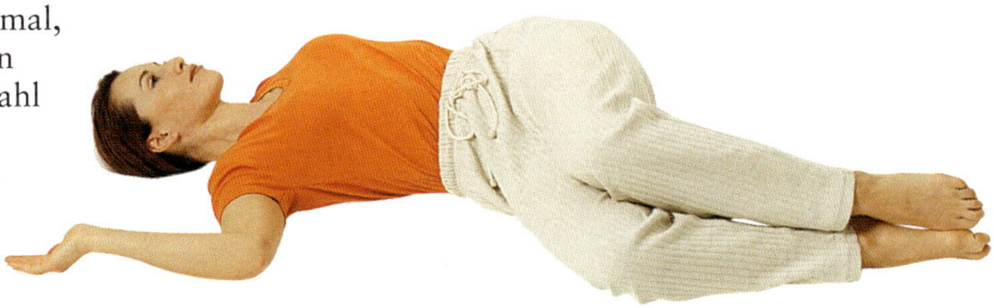

DER ZWEITE TAG

Früher hielten die Ärzte absolute Bettruhe für die beste Maßnahme gegen akute Rückenschmerzen. Heute weiß man jedoch, daß eine aus Übungen und Bettruhe zusammengesetzte Therapie effektiver wirkt. Rufen Sie den Arzt, wenn sich nach den ersten 24 Stunden keine Besserung einstellt. Falls die Schmerzen nachgelassen haben, führen Sie die hier beschriebenen Übungen zusätzlich zu den auf den vorangegangenen zwei Seiten vorgestellten aus. Diese Übungen verhindern, daß sich Ihr Rücken versteift.

BAUCHLAGE

1 Legen Sie sich auf eine Matte oder harte Matratze, und stützen Sie sich auf die Ellenbogen. Entspannen Sie sich, und halten Sie die Stellung, während Sie bis 10 zählen. Ruhen Sie sich aus, wiederholen Sie die Übung dreimal.

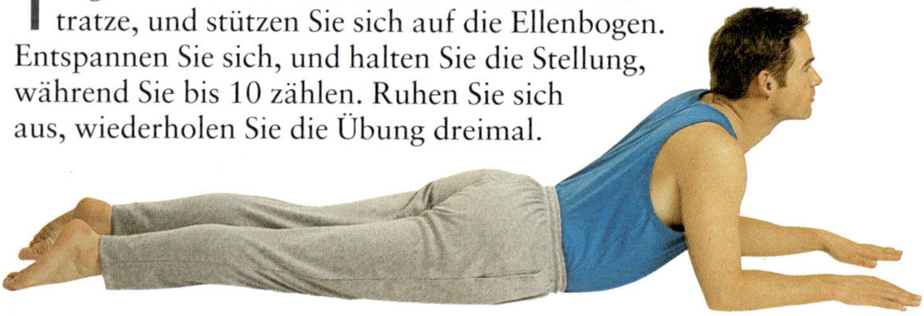

2 Wiederholen Sie Schritt 1; stützen Sie sich dabei jedoch auf die Hände und nicht auf die Ellenbogen.

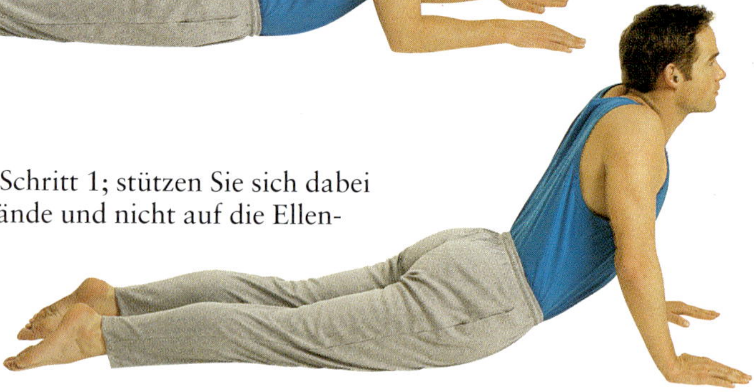

KNIE ANZIEHEN

Legen Sie sich auf einer harten Unterlage auf den Rücken. Ziehen Sie Ihre Knie zur Brust hoch. Halten Sie die Stellung, während Sie bis 10 zählen, und führen Sie dann die Füße langsam wieder zum Boden. Wiederholen Sie die Übung dreimal.

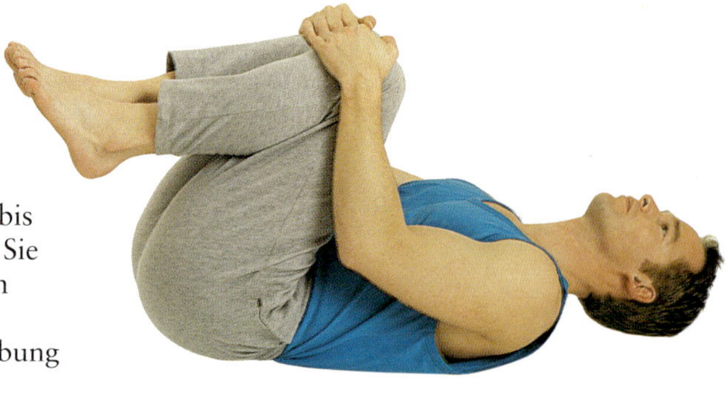

SEITEN BEUGEN

Stehen Sie gerade, und lassen Sie zwischen Ihren Füßen einen etwa schulterbreiten Abstand. Verschieben Sie die Hüfte leicht nach außen, und lassen Sie den Arm auf der anderen Seite am Bein hinuntergleiten – Sie fühlen ein Ziehen auf der anderen Körperseite. Wiederholen Sie die Übung jeweils dreimal auf jeder Seite.

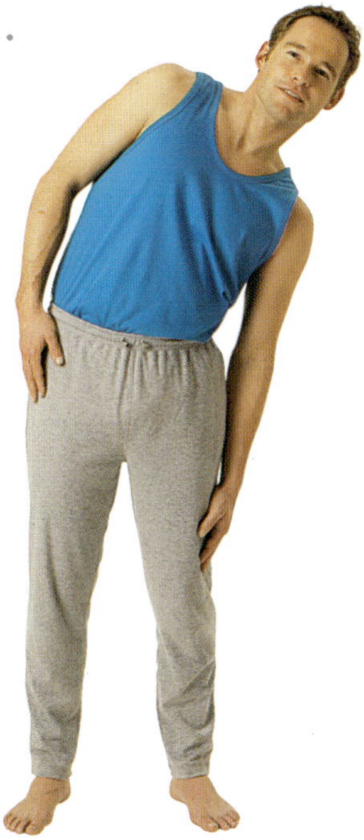

Warnung

Hören Sie sofort mit einer Übung auf, sobald sie schmerzt, den Schmerz intensiviert oder den Schmerzbereich ausweitet. In den ersten zwei Tagen sollten die auf diesen Seiten dargestellten Übungen nur etwa dreimal täglich jeweils dreimal wiederholt werden; in der übrigen Zeit sollten Sie ausruhen. Wenn der Schmerz langsam nachläßt, können Sie die Übungen bis zu jeweils 10 Wiederholungen steigern.

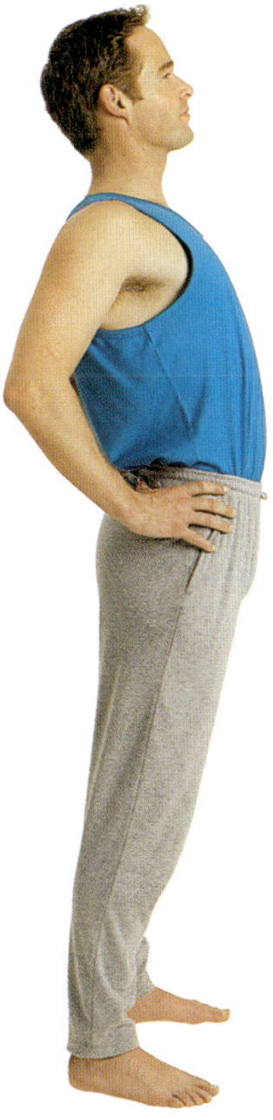

RÜCKEN-DEHNUNG

1 Stellen Sie sich wie für die Seitenbeugen hin, und legen Sie die Hände auf die Hüften. Beugen Sie sich langsam nach hinten, ziehen Sie dabei Ihre Schulterblätter zusammen, und heben Sie etwas das Kinn – jedoch nicht so hoch, daß Sie geradewegs zur Decke blicken; dreimal wiederholen.

2 Anschließend beugen Sie sich leicht nach vorne und rollen dabei Ihre Schultern, bis Sie die Übung in der neutralen, aufrechten Stellung beenden.

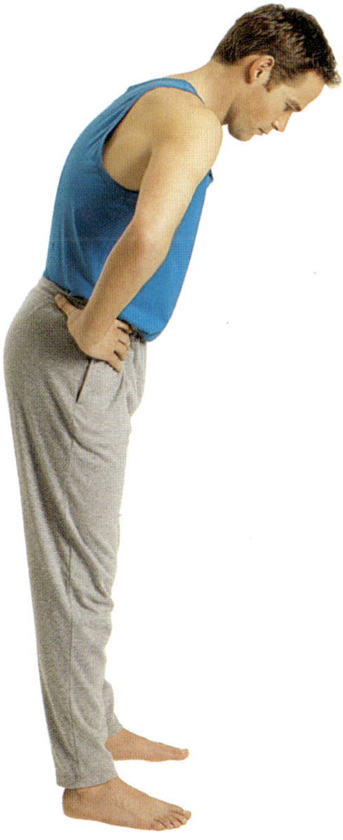

2

DER WEG ZUR BESSERUNG

Vorausgesetzt, der Schmerz läßt immer mehr nach – wenn nicht, sollten Sie den Arzt konsultieren –, können Sie nach zwei Tagen, die Sie mit Ruhephasen und Übungen verbracht haben, langsam wieder zum normalen Leben zurückkehren. Es ist wichtig, so aktiv wie möglich zu sein, um Bewegungsfähigkeit und Flexibilität wiederherzustellen, ohne dabei etwas zu unternehmen, was Ihrer Genesung entgegenläuft. Dennoch sollten Sie immer noch täglich etwa eine Stunde ruhen, um dem Gewebe weitere Zeit zu geben, zu heilen und sich wieder aufzubauen.

WENN DER SCHMERZ ZURÜCKKEHRT

Auch wenn Sie vorsichtig sind, sich an die empfohlenen Maßnahmen halten und die negativen unterlassen (siehe rechte Seite), kann eine einzige falsche Bewegung alles zunichte machen und erneut Rückenschmerzen verursachen. In diesem Fall sollten Sie sofort jede Tätigkeit einstellen und sich auf eine harte Unterlage legen: Liegen Sie dabei auf dem Bauch oder auf dem Rücken, oder nehmen Sie eine Stellung ein, die schon früher den Schmerz gemildert hat.

AUF DER SEITE LIEGEN

Auf der Seite zu liegen ist für Ihre Wirbelsäule nicht so gut wie andere Stellungen, doch wenn Sie sich nur in dieser Lage wohlfühlen, sollten Sie sich so hinlegen. Nehmen Sie in diesem Fall ein Kissen zwischen die Knie, damit der obere Hüftknochen sich nicht nach vorne beugt und Ihre untere Wirbelsäule nicht gedreht wird. Möglicherweise ist es auch hilfreich, ein weiteres Kissen zwischen Bauch und Brust wie ein Polster zu halten, um Ihre Wirbelsäule von vorne zu stützen. Legen Sie sich jedoch nicht mehr als ein Kissen unter den Kopf, vor allem, wenn das Problem im Nacken oder in der oberen Wirbelsäule auftritt.

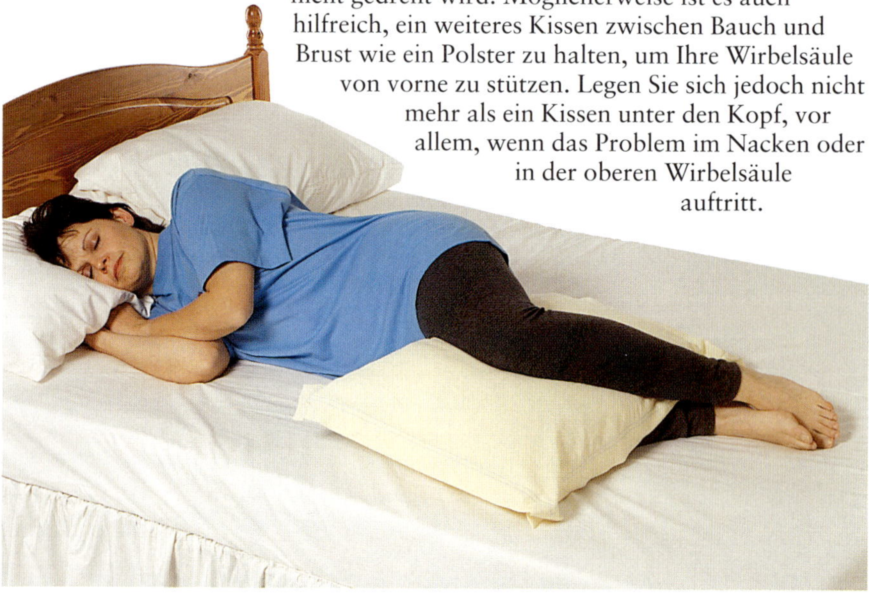

WAS SIE TUN UND WAS SIE LASSEN SOLLTEN

Nach zwei Tagen sollten Sie das Bett verlassen und zur normalen Tagesordnung zurückkehren. Beachten Sie dabei jedoch folgende Maßnahmen:

Was Sie tun sollten:

■ Fahren Sie mit den Übungen fort (siehe Seite 26–29), und führen Sie auch Kräftigungs- und Bewegungsübungen aus (siehe Seite 46–55).

■ Achten Sie immer auf eine korrekte Haltung.

■ Machen Sie täglich einen größeren Spaziergang.

■ Nehmen Sie Ihre normalen Tätigkeiten wieder auf, außer den nebenstehenden verbotenen.

■ Gehen Sie wieder zur Arbeit, außer wenn Sie an Ihrem Arbeitsplatz heben und sich bücken müssen.

■ Pausieren Sie häufig, wenn Sie am Schreibtisch arbeiten: Gehen Sie ein paar Schritte, und beugen Sie dabei den Rücken (siehe Seite 56 f.).

■ Sexuelle Aktivitäten können die untere Wirbelsäule lockern und entspannen. Achten Sie jedoch darauf, daß Sie keine Stellung einnehmen, die Schmerzen verursacht.

Was Sie lassen sollten:

■ Heben Sie nicht, und bücken Sie sich nicht.

■ Vermeiden Sie schwere Hausarbeit wie Staubsaugen, Putzen oder Bügeln.

■ Gehen Sie extreme Steigungen weder hinauf noch hinab.

■ Tragen Sie keine schweren Gegenstände, wie etwa Einkaufstaschen, Koffer oder nasse Wäschestapel.

■ Betreiben Sie keinen anstrengenden Sport.

■ Stehen oder sitzen Sie nicht längere Zeit still.

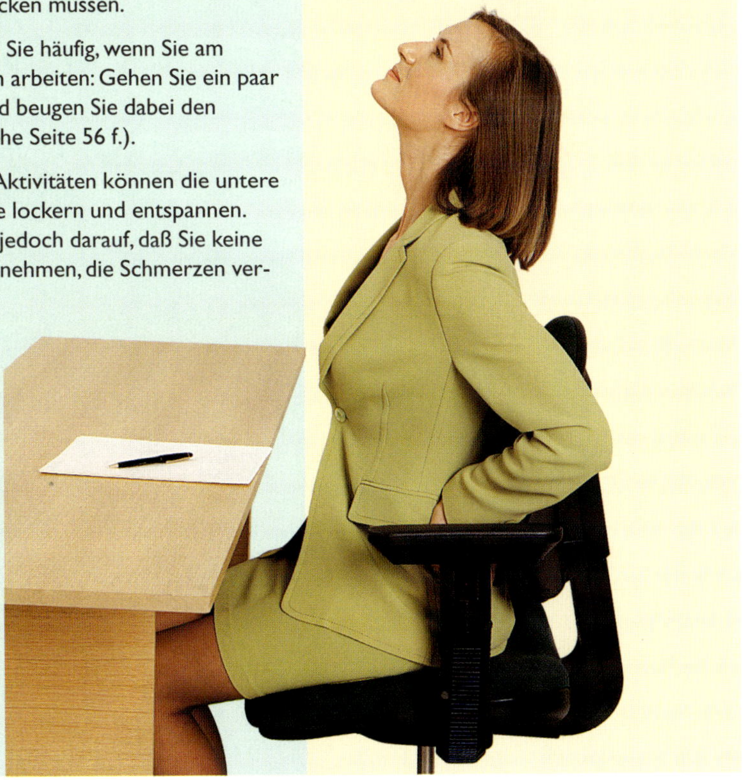

2

MASSAGE

Bei der Behandlung von Rückenproblemen kommt der Massage eine wichtige Rolle zu: Sie entspannt die Rückenmuskeln und löst Verspannungen, die Rückenprobleme verursachen oder verschlimmern können. Eine Tiefenmassage vermag außerdem – obwohl sie recht schmerzhaft sein kann – bestimmte Auslöserpunkte zu lockern. Dies sind Stellen in den meisten großen Muskeln, die sich besonders häufig verkrampfen und dichte Knoten bilden, welche schmerzen, wenn sie berührt oder gerieben werden.

MASSAGETECHNIK

Wenn irgend möglich, sollten Sie einen professionellen Masseur aufsuchen. Informieren Sie ihn unbedingt darüber, daß Sie ein Rückenproblem haben und er deshalb besondere Vorsicht walten lassen muß. Sie können sich jedoch auch zu Hause von Ihrem Partner massieren lassen. Achten Sie darauf, daß der Raum warm ist, und legen Sie sich auf ein hartes Bett oder einen Teppich. Die Hände des Masseurs müssen warm und mit Massageöl eingerieben sein – man kann normales Babyöl oder eine Lotion verwenden, doch für eine wirklich entspannende Massage sollten Sie ein ätherisches Öl hinzufügen.

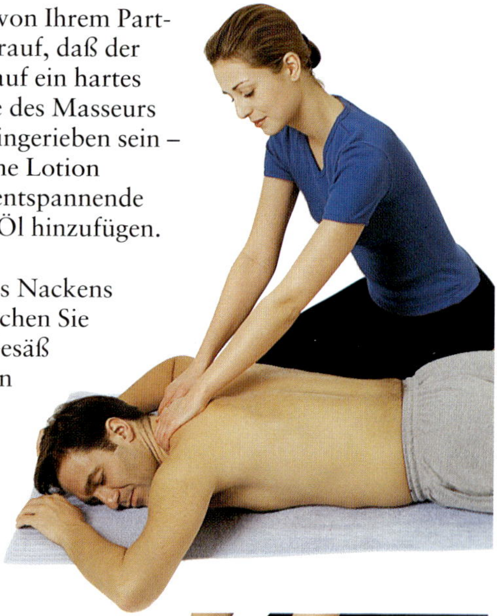

1 Beginnen Sie am oberen Ende des Nackens beiderseits der Wirbelsäule; streichen Sie in der Mitte des Rückens bis zum Gesäß hinab und auf jeder Seite mit starken rhythmischen Bewegungen wieder hinauf. Fahren Sie fort, bis der ganze Rücken bearbeitet und der Patient völlig entspannt ist.

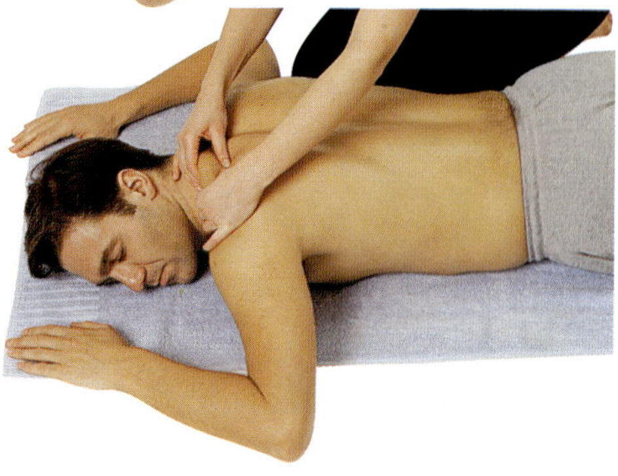

2 Massieren Sie die Schultermuskeln, als ob Sie Teig kneten würden; achten Sie dabei besonders auf verspannte oder verknotete Bereiche. Beginnen Sie am Nacken, und massieren Sie bis zu den Schulterenden – es ist einfacher, eine Schulter nach der anderen zu bearbeiten. Eventuell müssen Sie die Massage einige Male wiederholen, weil in diesem Bereich viele Verspannungen auftreten.

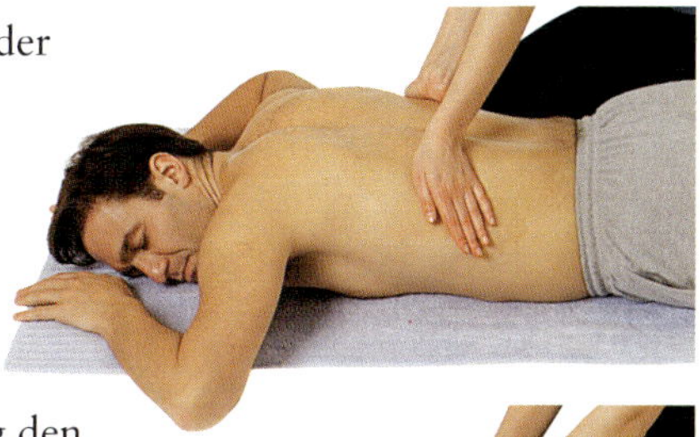

3 Kneten Sie die Muskeln in der Region der Schulterblätter und des Mittelrückens.

4 Beginnen Sie am Nacken, und lassen Sie die Daumen auf den Muskelbändern kreisen, die auf jeder Seite der Wirbelsäule verlaufen. Bewegen Sie sich langsam die Wirbelsäule hinab, und achten Sie darauf, daß jede Bewegung den Bereich überlappt, der zuvor behandelt wurde.

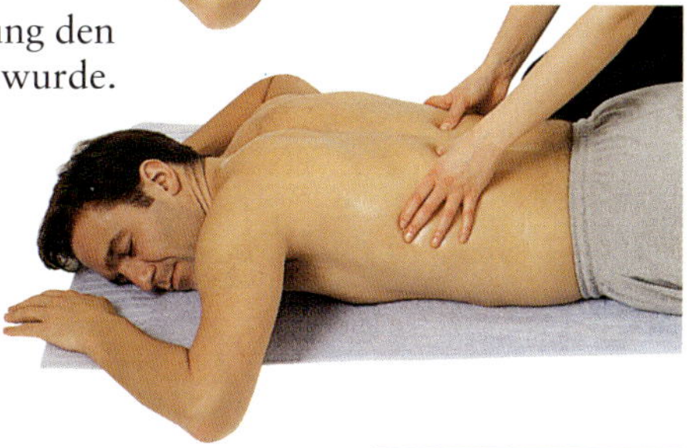

5 Massieren Sie mit großen kreisenden Bewegungen der ganzen Hand über das Gesäß und den Rücken, und kneten Sie dabei leicht mit dem Handballen. Enden Sie mit rhythmischen Bewegungen über den ganzen Rücken.

Warnung

Lassen Sie auf keinen Fall zu, daß der Massierende auf Ihre Wirbelsäule drückt oder Sie so massiert, daß die Schmerzen in Arme oder Beine ausstrahlen.

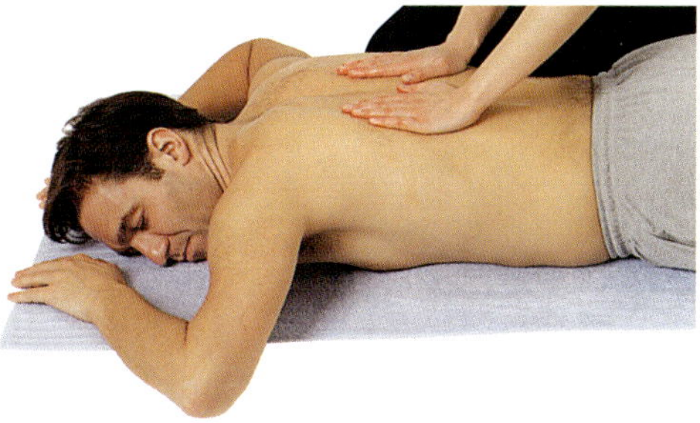

AUSLÖSERPUNKTE

Bestimmte Bereiche in der Nacken- und Schultermuskulatur neigen dazu, sich zu verkrampfen, Knoten zu bilden und zu schmerzen. Im allgemeinen werden diese Verkrampfungen durch schlechte Haltung, falsches Einsetzen der Muskeln und Nackenverletzungen verursacht. Auslöserpunkte sind sehr berührungsempfindlich, und der Schmerz strahlt häufig über den Nacken, den Kopf und die Schultern aus. Die Muskelknötchen bilden sich immer wieder, solange die Ursache des Problems nicht behandelt wird. Hierfür kommen folgende Therapien in Frage:

- Massage mit tiefen, kleinen, kreisenden Bewegungen, „Friktion“ genannt,
- Alexander-Technik (Seite 108 f.),
- Injektionen mit entzündungshemmenden Medikamenten (Seite 110 f.),
- Akupunktur (Seite 106 f.),
- Haltungskorrekturen (Seite 68–71),
- Physiotherapie (Seite 104 f.).

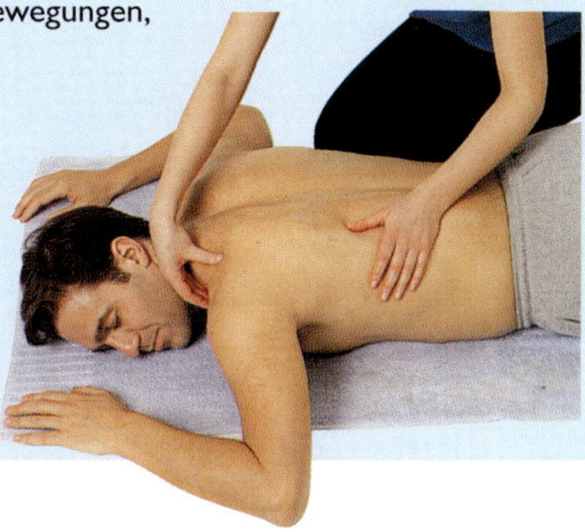

2

HILFE ZUR SELBSTHILFE

Bettruhe und Übungen sind nicht die einzigen Behandlungsmaßnahmen für akute Rückenschmerzen. Sie sind jedoch unabdingbar für eine vollständige Genesung. Sprays, Stützgeräte und Utensilien zur Selbstmassage können verwendet werden, um akute Rückenschmerzen zu lindern. Die Intensität des Schmerzes resultiert aus der Tatsache, daß die Muskeln, die die Wirbelsäule stützen, dazu neigen, auf jede (Über-) Anstrengung mit Verkrampfungen zu reagieren, und dabei andere Muskeln lahmlegen. Dies wiederum löst Verspannungen und Beschwerden in großen Bereichen des Rückens aus.

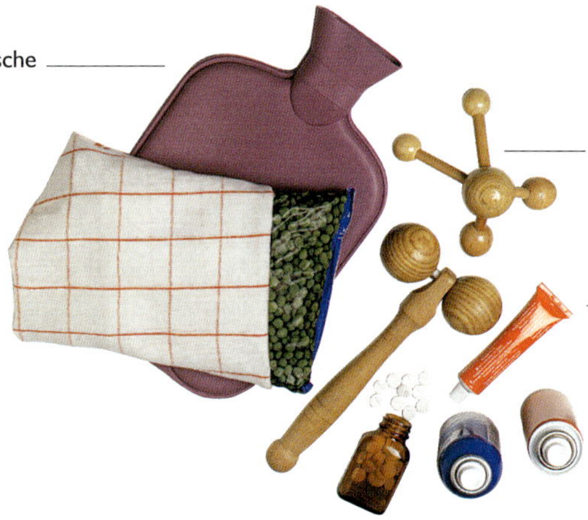

HEISS UND KALT

Sowohl Wärme als auch Kälte können Muskelverspannungen lösen und so Schmerzen lindern. Heiße und kalte Sprays sind in Apotheken/Drogerien erhältlich, doch einfachere Hilfsmittel sind genauso effektiv: Nehmen Sie ein heißes Bad, oder legen Sie eine heiße Wärmflasche (die in ein Handtuch gewickelt sein muß, damit Sie sich nicht verbrennen) auf die schmerzende Stelle; oder verwenden Sie eine (eingewickelte) „Eispackung" aus dem Gefrierfach.

STÜTZEN UND KORSETTS

Der Arzt oder Physiotherapeut kann Ihnen je nach Lage des Problems eine Nackenstütze oder ein Rückenkorsett verschreiben. Mit diesen werden Muskeln und Gelenke gestützt, bis die Entzündung zurückgegangen ist. Verschiedene Arten von Stützen sind erhältlich: Einige sitzen so fest, daß sie jede Bewegung verbieten; andere wiederum sind aus beweglichem Schaum. Bisweilen müssen sie individuell dem Patienten angepaßt werden. Sofern der Arzt oder Physiotherapeut nichts anderes empfiehlt, sollte eine Stütze jedoch nur vorübergehend getragen werden, weil sonst die Muskeln, die sie unterstützt, durch die Unterbeanspruchung geschwächt werden.

MASSAGEGERÄTE

Jede Massage trägt dazu bei, Muskelverspannungen und damit Schmerzen zu erleichtern. Am besten ist eine professionelle Massage (siehe Seite 32 f.), doch Sie können sich auch selbst massieren. Die Bandbreite an Selbstmassagegeräten reicht von Holzperlen bis hin zu batteriebetriebenen Geräten. Jedoch sollte man mit keinem dieser Geräte die Wirbelsäule selbst massieren, um nicht die Wirbel und Bandscheiben zu reizen. Konzentrieren Sie sich dagegen auf die „Knoten“ in den Muskeln. Batteriegetriebene Massagegeräte lindern die Schmerzen, indem sie die Haut stimulieren und sich über die Schmerzleitbahnen schieben (siehe Seite 18 ff.).

SALBEN UND SPRAYS

Eine Anzahl von Salben und Sprays ist rezeptfrei erhältlich. Sie alle sollen den Schmerz der Muskelverspannungen und -verkrampfungen lindern. Sie wirken nicht direkt auf die Muskeln ein, können die Schmerzen erleichtern, indem sie die Blutversorgung der Haut fördern und Schmerzempfindungen „blockieren“ – das Gehirn erkennt Hitze vor Schmerzen. Weil das Nervensystem diese blockierten Schmerzimpulse nicht erkennen kann, entspannen sich die Muskeln. Sie bleiben entspannt, bis die Wirkung nachläßt. Deshalb kann es nötig sein, Salben oder Sprays mehrfach aufzutragen.

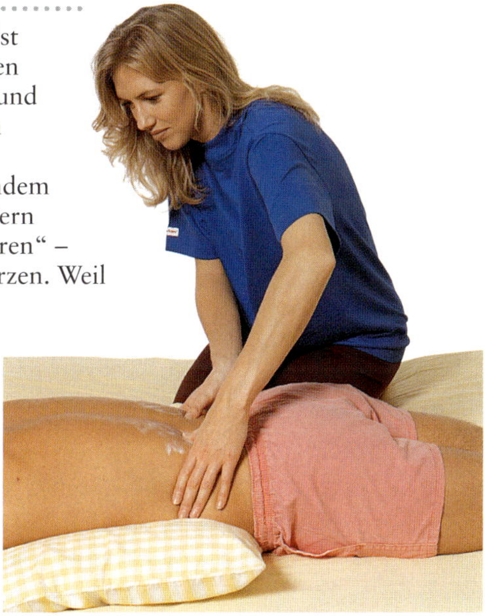

REZEPTFREIE PRÄPARATE

Rezeptfreie Schmerzmittel wirken in der Regel sehr gut, mildern im Fall von Rückenschmerzen jedoch nur die Symptome, ohne einen positiven Behandlungsbeitrag zu leisten. Deshalb sollte man ein Schmerzmittel nehmen, das sowohl die Muskeln entspannt als auch Schmerzen stillt – fragen Sie Ihren Apotheker, Physiotherapeuten oder Arzt nach geeigneten Präparaten. Sie helfen Ihnen bei der Genesung und stillen den Schmerz. Achten Sie jedoch darauf, daß Sie die empfohlene Dosis nicht überschreiten, und sprechen Sie vor der Einnahme des Schmerzmittels immer mit Ihrem behandelnden Arzt, falls Sie noch andere Medikamente nehmen. Denken Sie zudem daran, daß Sie Ihre normalen Tätigkeiten nicht sofort wieder aufnehmen können, wenn die Schmerzmittel wirken und der Schmerz nachläßt: Die Ursache ist immer noch vorhanden, sie wurde nur überdeckt.

WIEDER BEWEGLICH WERDEN

Nach etwa vier Tagen, an denen Sie ein gemischtes Ruhe- und Übungsprogramm ausgeführt haben, sind Sie wahrscheinlich wieder schmerzfrei – wenn nicht, sollten Sie den Arzt aufsuchen. Nun beginnen Sie mit Übungen, die Ihnen wieder zu voller Beweglichkeit verhelfen sollen. Dies ist unabdingbar, damit die Gelenke frei werden und die Muskeln und Bänder wieder in ihren natürlichen Gleichgewichtszustand gelangen. Wenn Sie auf die hier beschriebenen Übungen verzichten, besteht die Gefahr, daß die akuten Schmerzattacken zurückkehren. Führen Sie die Übungen jeden Morgen und Abend aus, doch brechen Sie sie sofort ab, wenn die ursprünglichen Symptome wieder auftreten. Beginnen Sie immer mit Aufwärmübungen (siehe Seite 46 f.).

GESÄSS ANHEBEN

1 Legen Sie sich mit rechtwinklig abgebogenen Knien auf den Rücken. Die Füße stehen auf dem Boden.

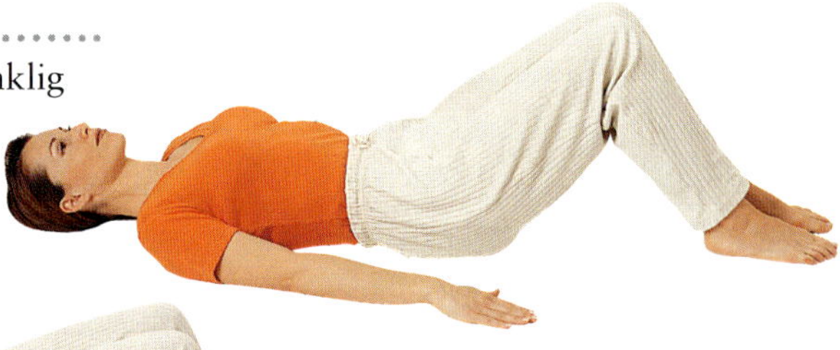

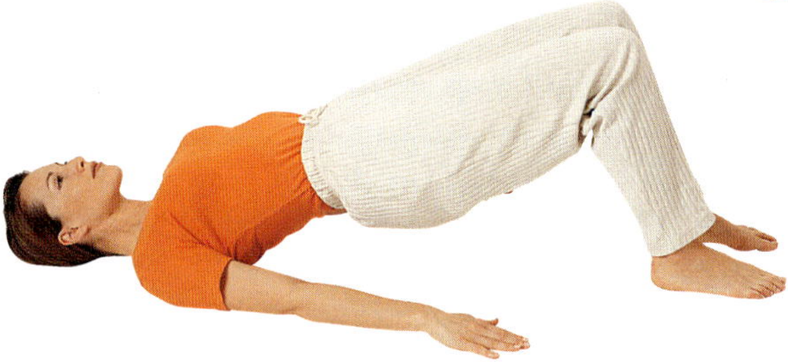

2 Spannen Sie das Gesäß an, und heben Sie die Hüfte vom Boden. Wiederholen Sie die Übung fünfmal, und entspannen Sie dann.

KNIE ANZIEHEN UND ROLLEN

1 Ziehen Sie die Knie zur Brust. Fünfmal wiederholen.

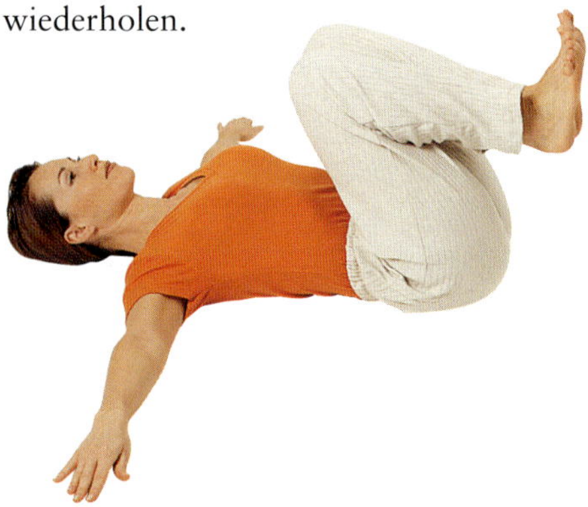

2 Halten Sie die gebeugten Knie an der Brust, und rollen Sie sie von einer Seite auf die andere. Halten Sie dabei mit ausgestreckten Armen das Gleichgewicht. Fünfmal wiederholen.

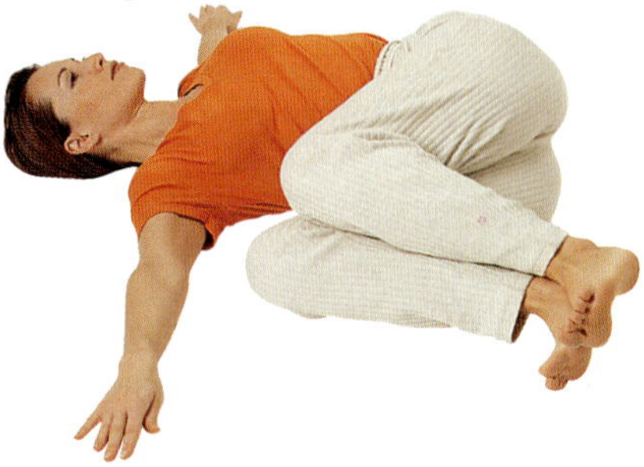

SCHAUKELN

1 Rückenlage mit abgewinkelten Knien; kreuzen Sie das rechte Bein über das linke, und drücken Sie es so weit wie möglich auf die rechte Seite. Fünfmal wiederholen.

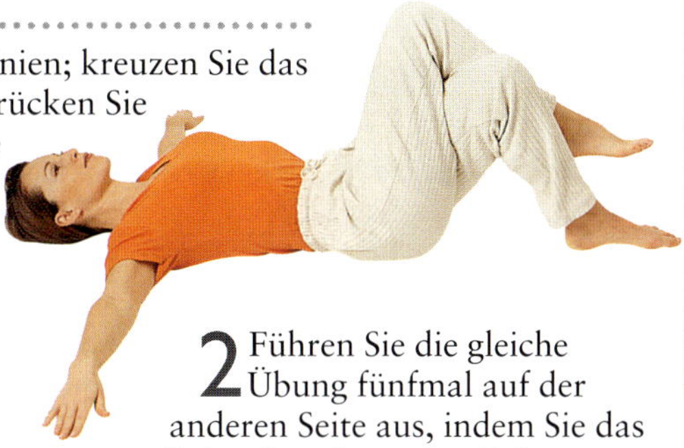

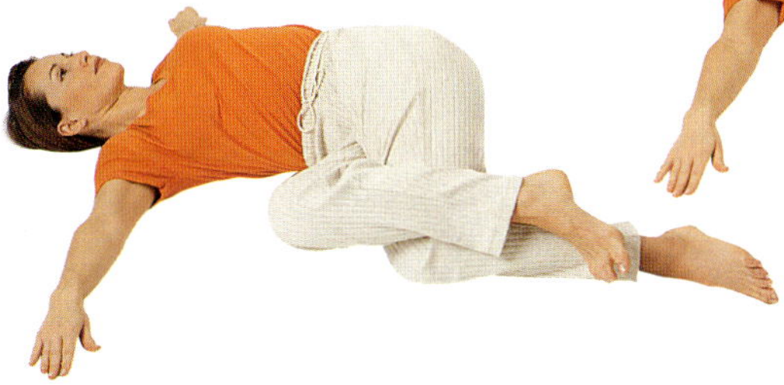

2 Führen Sie die gleiche Übung fünfmal auf der anderen Seite aus, indem Sie das linke über das rechte Bein kreuzen.

BEINE HEBEN

1 Legen Sie sich auf den Bauch, die Arme entspannt an der Seite.

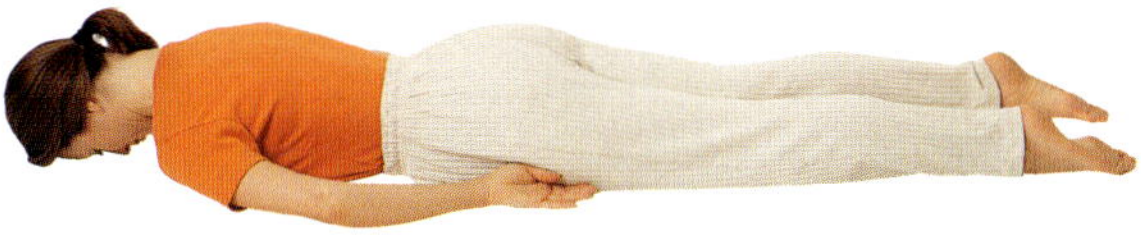

2 Heben Sie die gestreckten Beine so weit wie möglich hoch, ohne sie abzubiegen – nur eine kleine Bewegung ist möglich. Fünfmal wiederholen.

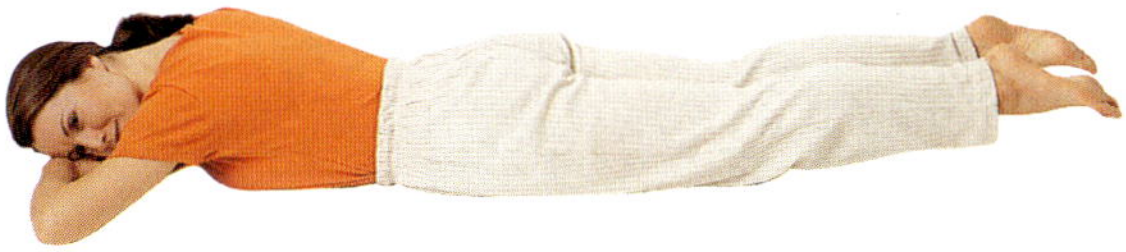

SEITEN BEUGEN UND DREHEN

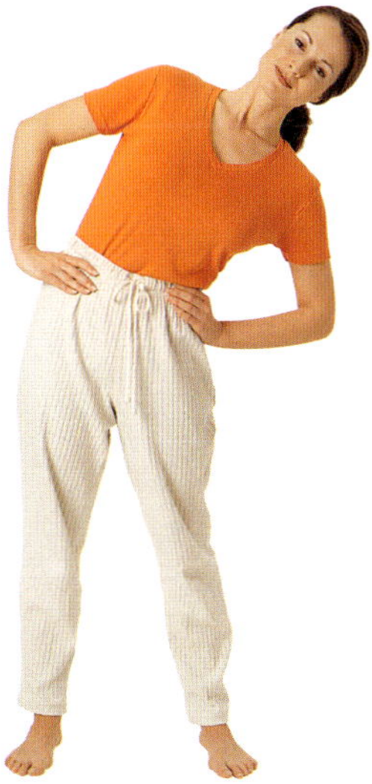

1 Stehen Sie aufrecht, und spreizen Sie die Beine schulterbreit. Legen Sie die Hände auf die Hüften, und beugen Sie sich zuerst zur einen, dann zur anderen Seite. Beugen Sie sich nicht nach vorne oder hinten. Wiederholen Sie die Übung auf jeder Seite fünfmal, indem Sie jedesmal die Seiten abwechseln.

2 Halten Sie die Hüfte gerade, und lassen Sie sie zuerst zur einen, dann zur anderen Seite kreisen. Wiederholen Sie dies fünfmal.

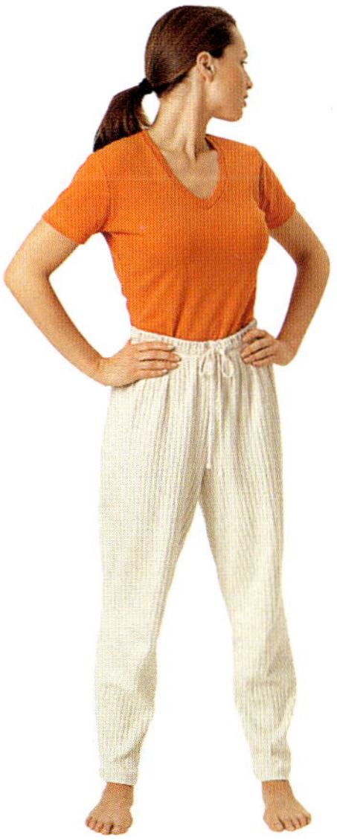

EMPFEHLUNGEN, VERBOTE

Lassen Sie beim Wiedererlangen Ihrer Beweglichkeit immer Vorsicht walten, damit sich ein Problem etwa im ersten Monat nach einer akuten Schmerzattacke nicht verschlimmert. Achten Sie immer auf den goldenen Mittelweg. Wenn Sie zu viel zu schnell unternehmen, kann das Problem wieder auftreten; aber auch wenn Sie zu wenig unternehmen, kann es sein, daß Sie irgendwann wieder eine Schmerzattacke erleiden.

BEWEGLICHKEIT ZURÜCKERLANGEN

Empfehlungen:

- Lassen Sie Ihren Arzt nachprüfen, ob Ihren Rückenschmerzen kein schwerwiegendes Problem zu Grunde liegt.
- Versuchen Sie herauszufinden, was die Schmerzattacke ausgelöst hat, und ändern Sie gegebenenfalls vorsorglich Ihren Lebensstil.

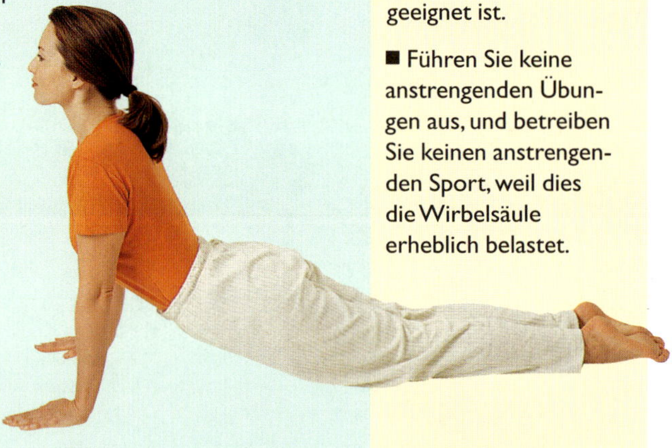

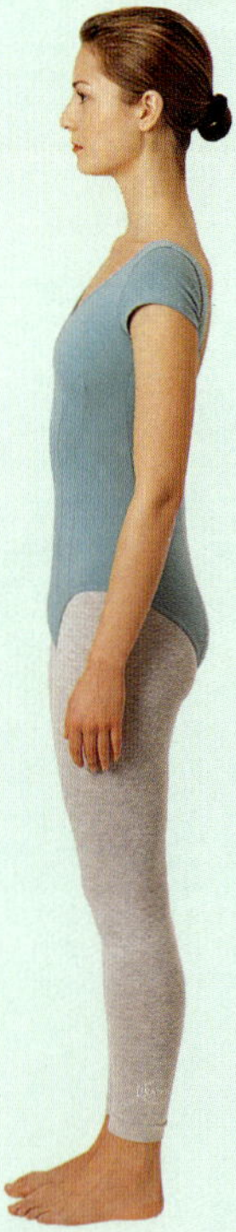

- Ruhen Sie nach einer akuten Rückenschmerzattacke 24 Stunden.
- Führen Sie zur Vorbeugung erneuter Schmerzen Beweglichkeits- und Kraftübungen aus (siehe Seite 48–55).
- Achten Sie immer auf korrekte Haltung (siehe Seite 68–71).
- Achten Sie darauf, eine Übung korrekt auszuführen, wenn Sie zu Hause nach Kassette oder Video trainieren.

Verbote:

- Nehmen Sie kein Übungsprogramm auf, bevor Sie nicht mit Ihrem Arzt abgeklärt haben, daß es für Sie geeignet ist.
- Führen Sie keine anstrengenden Übungen aus, und betreiben Sie keinen anstrengenden Sport, weil dies die Wirbelsäule erheblich belastet.
- Üben Sie keinen Sport aus, bei dem die Wirbelsäule gedreht und gebeugt wird, wie etwa Golf, Tennis, Squash oder Hockey.
- Vermeiden Sie, zu viel zu früh zu unternehmen.

CHRONISCHE SCHMERZEN

Chronische Rückenschmerzen zählen zu den häufigsten Beschwerden in der westlichen Welt. Sie sind für die meisten Arbeitsausfälle verantwortlich, und die für das Gesundheitssystem anfallenden Kosten sind immens. Wer unter anhaltenden quälenden Rückenschmerzen leidet, ärgert sich vielleicht darüber, daß die Ursache seines Leidens nicht ausgemacht werden kann. Doch die Wirbelsäule ist ein komplizierter Mechanismus, und selbst kleine Schäden an Gelenken, Muskeln, Bändern und Nervengeweben können Schmerzen verursachen. In diesem Kapitel finden Sie Informationen über die möglichen Ursachen chronischer Rückenschmerzen. Außerdem zeigen wir Ihnen Übungen, durch die Sie Schmerzen lindern bzw. ihnen vorbeugen können.

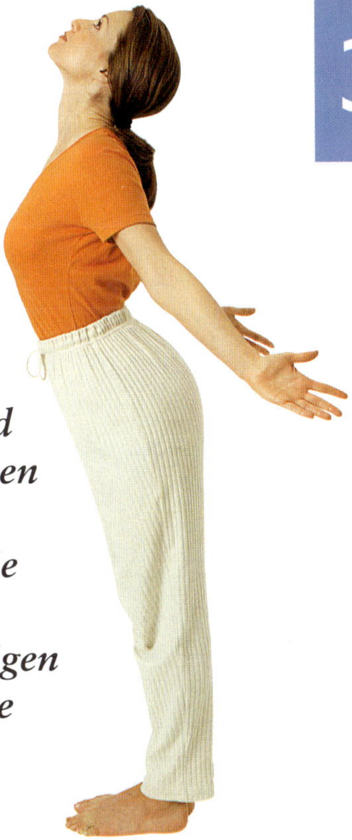

MUSKULÄRE URSACHEN

Meistens entstehen chronische Rückenschmerzen dadurch, daß die Wirbelsäule oder ein Teil von ihr so stark zusammengepreßt wird, daß jeder Wirbel auf den darunterliegenden drückt. Auf diese Weise verlieren die Bandscheiben ihre Elastizität und schrumpfen, die Knochen der Wirbelgelenke werden zu eng zusammengedrückt, und die Wirbelränder verschleißen oder bilden kleine knöcherne Fortsätze (Osteophyten, siehe Seite 95) aus. Muskuläre Probleme aufgrund schlechter Haltung, ungleich ausgebildete oder unterbeanspruchte Muskeln sowie schwache Bauchmuskeln sind die häufigsten Ursachen für das schmerzhafte Aufeinanderdrücken der Wirbel.

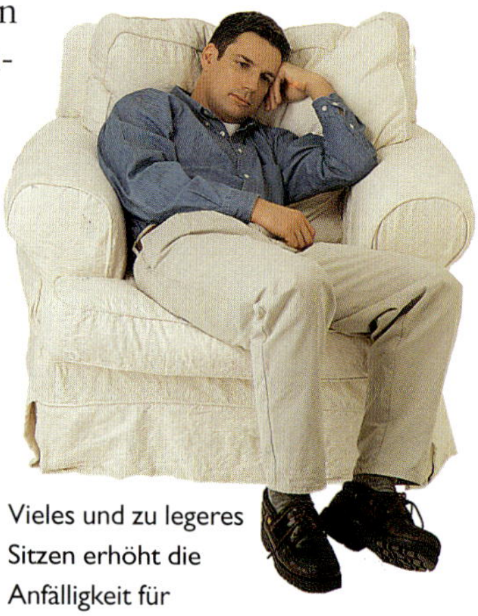

Vieles und zu legeres Sitzen erhöht die Anfälligkeit für Rückenschmerzen.

UNTERBEANSPRUCHUNG

Wenn Muskeln nicht regelmäßig benutzt werden, verlieren sie die Fähigkeit, sich vollständig zusammenzuziehen, und sie werden schwach. Das bedeutet, daß sie nicht mehr genügend Spannung besitzen, um ihre Aufgabe im komplizierten Gewebenetzwerk, das die Wirbelsäule unterstützt und aufrecht hält, zu erfüllen. Durch regelmäßiges, leichtes Training können Sie die Muskeln in gutem Zustand erhalten.

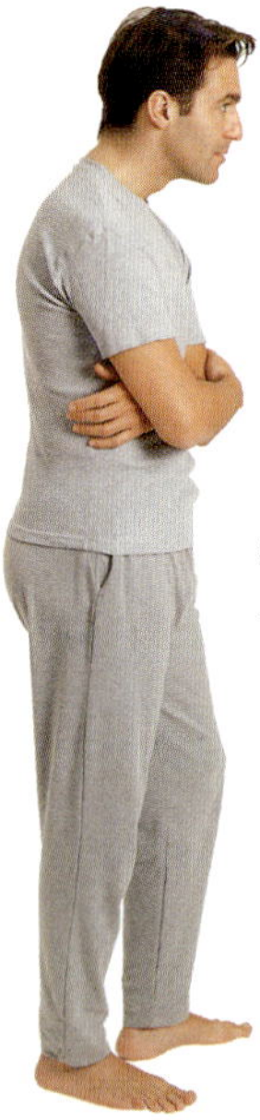

SCHLECHTE HALTUNG

Jede Haltung, die die natürliche Krümmung der Wirbelsäule verändert, löst auch Veränderungen in den Muskeln aus; diese wiederum neigen dazu, diese Veränderungen dauerhaft beizubehalten (siehe Seite 68 ff.). Die Bandscheiben werden so stark zusammengedrückt, daß sie schrumpfen und ihre Elastizität verlieren. Die Muskeln verändern sich paarweise: Wenn sich eine Muskelgruppe zusammenzieht, entspannt sich die entsprechende andere, die ihr entgegenarbeitet. Wenn Sie sich beispielsweise zu oft nach vorne gebeugt halten, werden die Brustmuskeln mit der Zeit stärker und die oberen Rückenmuskeln schwächer. Dadurch wird die Wirbelsäule aus ihrer korrekten Haltung verschoben. Sie bekommen einen Rundrücken, der Druck ist ungleich verteilt, chronische Rückenschmerzen sind die Folge.

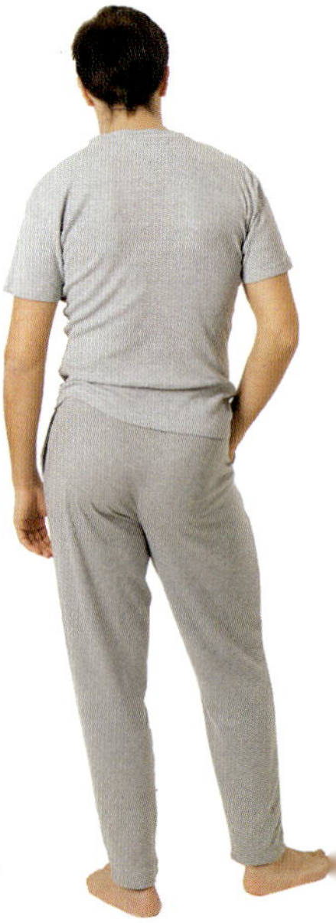

UNGLEICH TRAINIERTE MUSKELN

Sofern Sie nicht sowohl Links- als auch Rechtshänder sind, wird jeder Arm in unterschiedlichem Maße benutzt. Dadurch entwickeln sich die Muskeln auf der einen Körperseite stärker als auf der anderen. In manchen Fällen – beispielsweise bei leidenschaftlichen Tennisspielern – kann dies sogar dazu führen, daß sich die Wirbelsäule seitwärts verbiegt. Von hinten gesehen ist sie dann wie ein „S“ oder „C“ geformt (siehe Seite 100). Doch selbst kleine Kraftunterschiede auf den verschiedenen Körperseiten können die Brustwirbelsäule beeinflussen. Die Wirbelsäule mag dann zwar gerade erscheinen, doch der Druck auf Wirbel und Bandscheiben ist ungleich verteilt. Mit der Zeit werden die Bandscheiben auf der stärkeren Seite zusammengedrückt, die Wirbel verschleißen schneller, und die Wirbelgelenke werden eingeklemmt.

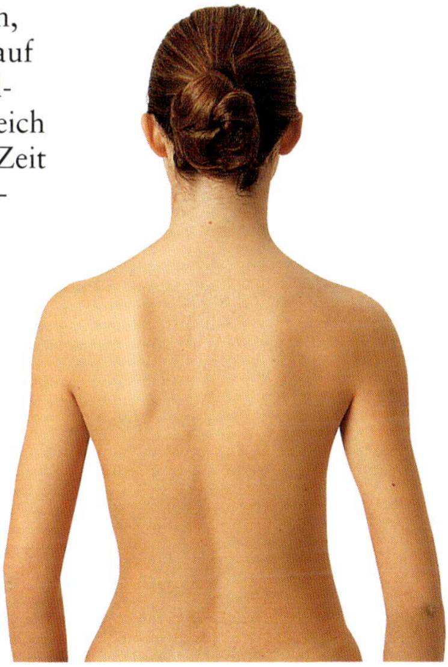

SCHWACHE BAUCHMUSKELN

Starke Bauchmuskeln fungieren wie ein Korsett und halten den Inhalt der Bauchhöhle nahe bei der Wirbelsäule. Normalerweise trägt dieses Korsett einen Teil des Körpergewichts und vermindert so den Druck auf Wirbelsäule und Hüften. Schwache Bauchmuskeln – durch mangelndes Training, Übergewicht oder Schwangerschaft – verlagern den Druck auf die Lendenwirbelsäule. Dadurch kann sich eine übermäßige Krümmung des Rückens nach vorn ausbilden (Lordose, siehe Seite 100), und chronische Rückenschmerzen entstehen.

AUSLÖSENDE KRANKHEITEN

Chronische Rückenschmerzen sind bisweilen ein Symptom oder die Auswirkung einer anderen Erkrankung. Deshalb ist es wichtig, daß Sie bei chronischen Rückenschmerzen immer einen Arzt konsultieren, damit eine möglicherweise zugrundeliegende Krankheit erkannt oder ausgeschlossen werden kann. Zu den Erkrankungen, die chronische Rückenschmerzen auslösen können, zählen:

- Morbus Bechterew (siehe Seite 100)
- Krebs
- Unterleibserkrankungen (Kreuzschmerzen)
- Niereninfektionen (Kreuzschmerzen)
- Osteoporose (siehe Seite 96)
- Rheumatoide Arthritis
- Spondylose
- Magen- und Gallenblasenprobleme (Schmerzen an der Brustwirbelsäule)

3

ANDERE URSACHEN

Die Ursachen für chronische Rückenschmerzen liegen häufig im Knochengerüst begründet. Meist sind die degenerativen Alterungsprozesse für Schäden an Knochen und Gelenken verantwortlich. Doch nicht immer ist der übliche Verschleiß daran schuld; auch unnatürliche Belastungen der Wirbelsäule können die Gelenke schädigen. In wenigen Fällen ist auch eine Erkrankung die Ursache.

BANDSCHEIBEN

Die zu einem Großteil aus Wasser bestehenden Bandscheiben spielen eine äußerst wichtige Rolle: Sie ermöglichen der Wirbelsäule Dreh- und Beugebewegungen (siehe Seite 12). Mit den Jahren verringert sich der Wassergehalt der Bandscheiben. Dieser Prozeß kann zwar verlangsamt werden (siehe Seite 94), aber die Bandscheiben verlieren dennoch an Elastizität. Sie werden dünner und schwächer. Bestimmte Faktoren beschleunigen den Wasserverlust: ungeeignete Bewegungen der Wirbelsäule, längerer unausgeglichener Druck auf die Bandscheiben, ständiger Druck beispielsweise aufgrund von längerem Stillsitzen, ungünstige Schlafpositionen.

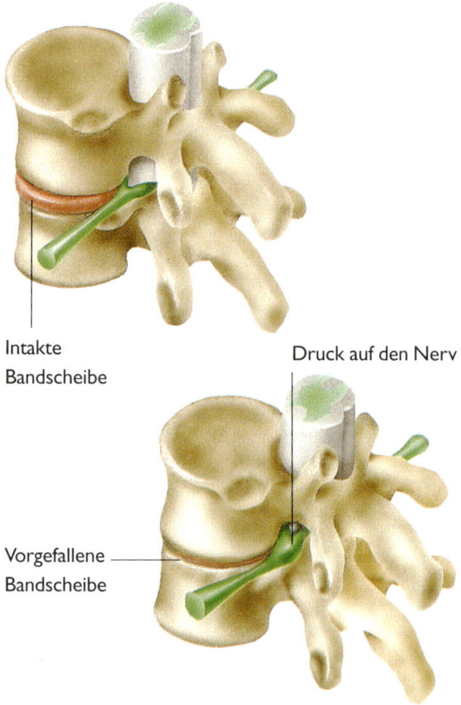

SCHMERZEN DURCH BANDSCHEIBEN

Wenn die Bandscheiben ihren hohen Wassergehalt verlieren, wird der faserige Ring, der sie umgibt, poröser und bekommt Risse, durch die der innere gallertartige Kern austreten kann. Bisweilen verursacht dies noch keine Schmerzen. Doch je nach Lage des Lecks kann der Kern gegen ein Band, gegen die das Rückenmark umgebende Hülle oder gegen einen Spinalnerv drücken. Ist dies der Fall, tritt möglicherweise chronischer Schmerz an dieser Stelle auf. Oder es entsteht ein starker Schmerz in dem Bereich, der von dem Spinalnerv versorgt wird, den der Gallertkern zusammendrückt. Selbst wenn der gallertartige Kern nicht austritt, kann der faserige Ring so geschwächt werden, daß sich der Außenring der Bandscheibe unter dem ständigen, durch das Körpergewicht verursachten Druck ausbeult und ähnliche Probleme verursacht.

PROBLEME DER WIRBELGELENKE

Chronische Rückenschmerzen werden oft durch beschädigte Wirbelgelenke verursacht. Diese befinden sich an der Ober- und Unterseite der Wirbel und verbinden jeden Wirbel mit dem nächsten. Sie sind von Knorpelgewebe umgeben und mit Gelenkschmiere aus einer Faserkapsel versehen, wodurch Reibungen vermieden werden. Um wirksam arbeiten zu können, müssen die beiden verbundenen Knochen reibungslos übereinandergleiten. Werden sie jedoch zu stark zusammengepreßt, zum Beispiel wenn die Wirbelsäule zusammengedrückt wird, verschleißt das Fasergewebe, und in der Folge entzünden sich die Gelenke.

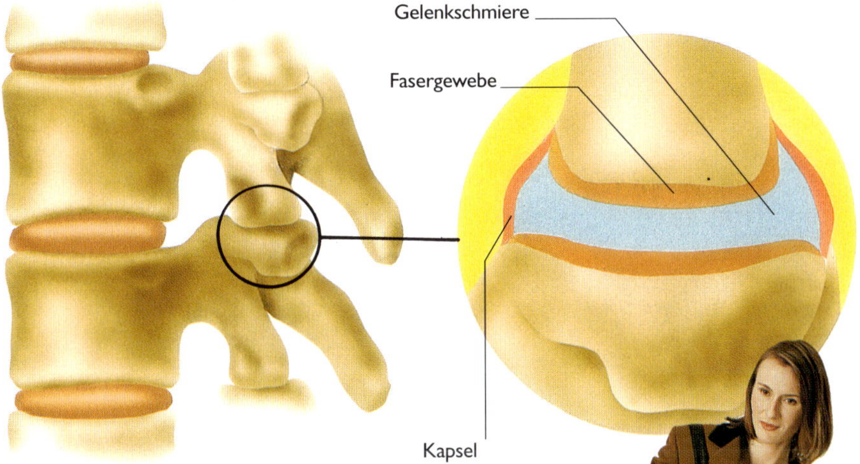

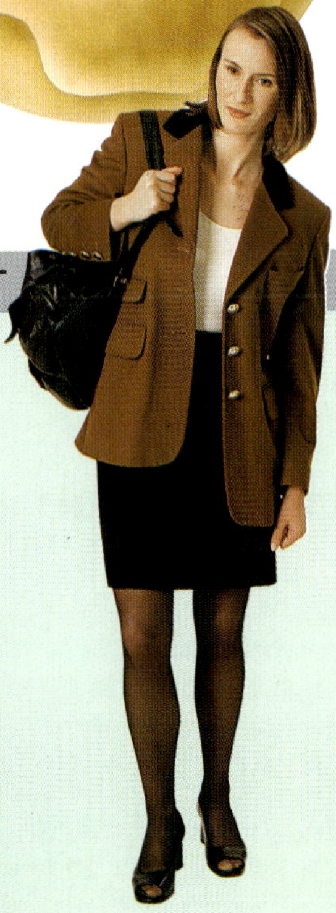

WAS DEN WIRBELGELENKEN SCHADET

Die Wirbelgelenke können aus zahlreichen Gründen zusammengepreßt werden:

- durch Schrumpfen der Bandscheiben, so daß die Wirbel zu eng zusammenliegen,
- durch ungleich ausgebildete Muskulatur, bei der die Muskeln auf der einen Seite des Rumpfes stärker sind als die auf der anderen,
- durch langes Sitzen,
- durch schlechte Haltung, die ungleichen Druck auf die Wirbelsäule ausübt,
- durch hohe Absätze,
- durch das Tragen schwerer Gewichte, die nicht zwischen beiden Händen ausbalanciert sind.

WAS SIE TUN KÖNNEN

Es kann nicht oft genug betont werden: Jeder, der unter chronischen Rückenschmerzen leidet, sollte einen Arzt aufsuchen, um zu klären, ob den Schmerzen eine Erkrankung zugrunde liegt. Darüber hinaus gibt es etliche Möglichkeiten, chronische Rückenschmerzen zu lindern, die aus Problemen der Muskulatur oder des Knochengerüstes erwachsen. Wenn keine Erkrankung vorliegt, können Sie mit dem auf den folgenden Seiten beschriebenen Trainingsprogramm die Beweglichkeit und Stärke Ihres Rückens verbessern. Bevor Sie damit beginnen, sollten Sie jedoch mit Ihrem Arzt besprechen, ob es für Sie geeignet ist.

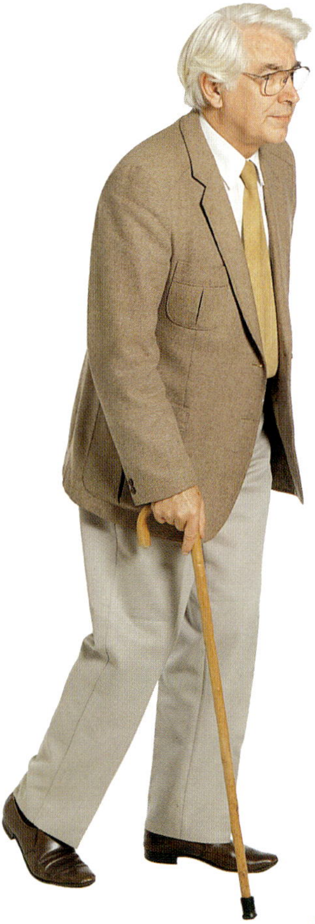

Wenn Sie unter chronischen Rückenschmerzen leiden, kann Ihnen vielleicht ein Stock das Gehen erleichtern. Achten Sie darauf, daß Sie ihn richtig verwenden. Lassen Sie sich von Ihrem Arzt oder Physiotherapeuten beraten.

MIT CHRONISCHEN RÜCKENSCHMERZEN UMGEHEN

Alle Arten chronischer Schmerzen können äußerst deprimierend sein. Bemühen Sie sich dennoch um eine positive Einstellung zur Überwindung Ihrer Rückenschmerzen. Auch wenn Sie nicht sofort eine Besserung verspüren – mit der Zeit werden Ihnen die auf den folgenden Seiten vorgestellten Übungen (denen immer Aufwärmübungen vorangehen sollten, siehe Seite 46 f.) helfen, wenn Sie sie täglich ausführen. Sie geben Ihrer Wirbelsäule Beweglichkeit und Kraft und beugen damit weiteren Problemen vor. Training allein kann die Schmerzen jedoch nicht immer vollständig lindern. Denn neben rein mechanischen oder körperlichen Faktoren sind auch noch andere Ursachen beteiligt.

Warnung

Wenn sich bei einer der auf den folgenden Seiten beschriebenen Übungen die Schmerzen verstärken oder erneut auftreten, unterbrechen Sie die Übung sofort. Nehmen Sie eine schmerzlose Stellung ein, und überlegen Sie, ob Sie vielleicht Übungsteile übertrieben und damit eine akute Schmerzattacke ausgelöst haben (siehe Seite 24).

WARUM CHRONISCHE SCHMERZEN SO LANGWIERIG SIND

Chronische Rückenschmerzen schwächen den Patienten stark und ziehen sich häufig über Monate und Jahre hin. Dafür gibt es drei Hauptgründe:

Gründe für die Schmerzen	Ursache des Problems	Wie man das Problem bewältigt
Mißbrauch von rezeptpflichtigen oder -freien Schmerzmitteln	Einige Schmerzmittel ahmen die Wirkung der körpereigenen Schmerzmittel (Endorphine, siehe Seite 20) nach. Während ihrer Einnahme wird die natürliche Produktion der Endorphine verringert. Wenn die Schmerzmittel wieder abgesetzt werden, braucht der Körper Zeit, um wieder ausreichend Endorphine zu produzieren.	Nehmen Sie Schmerzmittel nur während einer akuten Rückenschmerzattacke, außer Ihr Arzt hat Ihnen zu einer längeren Einnahme geraten. Versuchen Sie statt dessen eine Kombination aus schmerzfreier Ruhestellung und leichten Übungen. Entspannen Sie sich, um die Ausschüttung von Endorphinen anzukurbeln.
Ein erhöhtes Schmerzempfinden oder eine niedrige Schmerzgrenze.	Aufgrund von Streß und Depressionen, die durch chronische Rückenschmerzen bzw. durch deren Auswirkungen, etwa Inaktivität und eingeschränkte Kontakte, ausgelöst werden, verspüren die Betroffenen Schmerzen oft stärker. Dies wiederum bewirkt stärkere Depressionen, weil jeder Schmerz an das Problem erinnert.	Entspannen Sie sich, und gönnen Sie sich ausreichend Ruhe und Schlaf. Versuchen Sie aber auch, so bald wie möglich wieder Ihre Alltagstätigkeiten aufzunehmen, um Depressionen entgegenzuwirken. Kurzfristig sollten Sie Ihre Tätigkeiten den durch die Rückenschmerzen ausgelösten Einschränkungen anpassen.
„Schmerztore" sind immer geöffnet (siehe Seite 18 ff.)	Dies kann als Folge einer Reizüberflutung der Tore auftreten. Mehr Schmerzimpulse können das Tor passieren, ohne blockiert zu werden; mehr Schmerzen werden empfunden.	Die Heilwirkung von Übungen und Massagen kann dazu beitragen, die Schmerztore wieder auf „Normalbetrieb" einzustellen.

AUFWÄRMÜBUNGEN

Regelmäßige Aufwärmübungen kurbeln die Blut- und Sauerstoffversorgung der Muskeln, Sehnen und Bänder an. Dadurch werden sie geschmeidiger, elastischer und weniger anfällig für Zerrungen. Zudem erhöhen sie die Übermittlungsgeschwindigkeit der Nervensignale zu den Muskeln. Deshalb sind die Aufwärmübungen ein wesentlicher Bestandteil der Rückenbehandlung. Es ist wichtig, daß Sie diese Übungen sorgfältig ausführen, bevor Sie sich den Beweglichkeits- und Kraftübungen zuwenden, um das Risiko, die Gewebe noch mehr zu verletzen, so gering wie möglich zu halten. Führen Sie die Aufwärmübungen auch durch, wenn der chronische Schmerz abgeklungen ist. Sie bauen damit einem Wiederauftreten der Schmerzen vor.

STRECKEN UND LOCKERN

Stehen Sie aufrecht, die Beine in Schulterbreite gespreizt. Wiederholen Sie jede Übung fünfmal.

1 Beginnen Sie das Aufwärmen mit zwei tiefen Atemzügen, wobei Sie beim Ausatmen die Lunge vollständig leeren.

2 Heben Sie die Schultern, lassen Sie sie wieder fallen; nach vorn und hinten kreisen.

3 Drehen Sie den Kopf erst seitwärts, beugen Sie ihn dann nach hinten und nach vorn.

4 Schwingen Sie die Arme in immer größeren Kreisen.

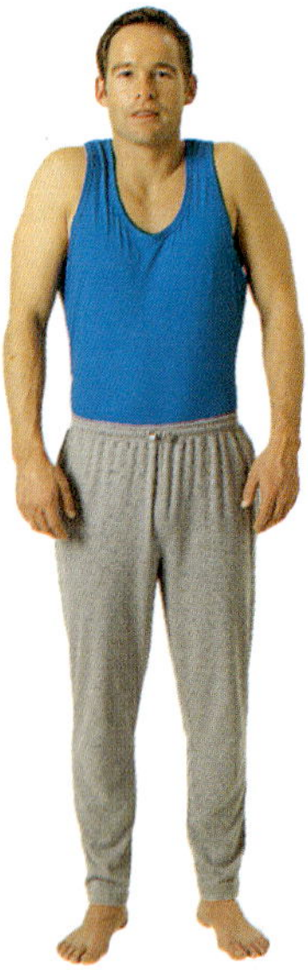

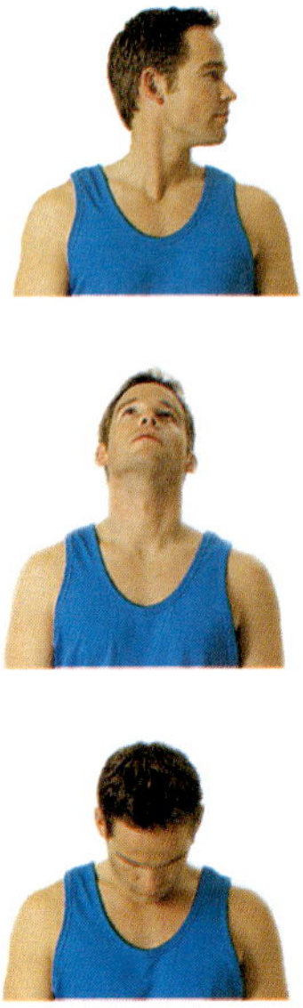

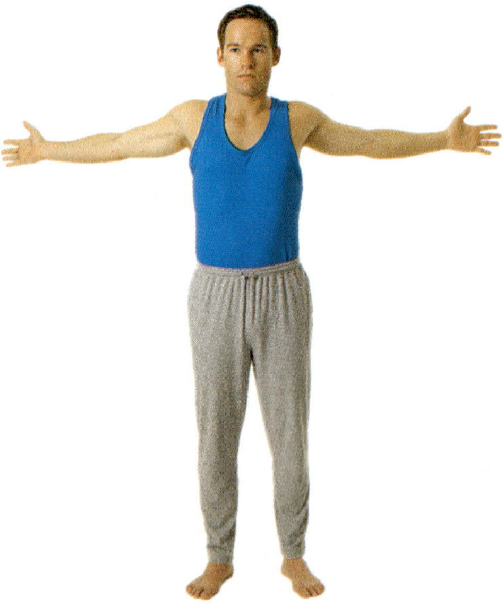

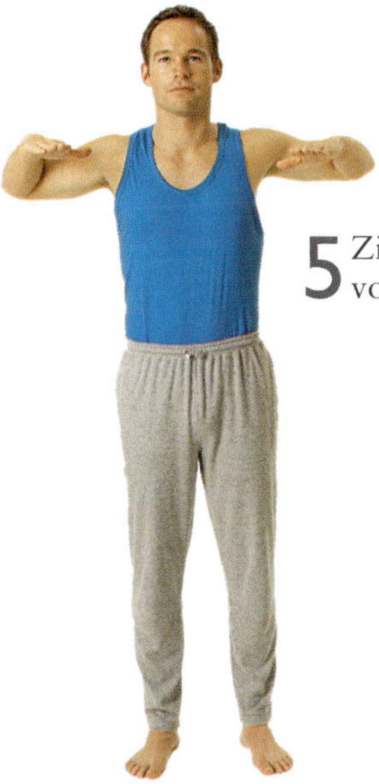

5 Ziehen Sie die Arme vor die Brust...

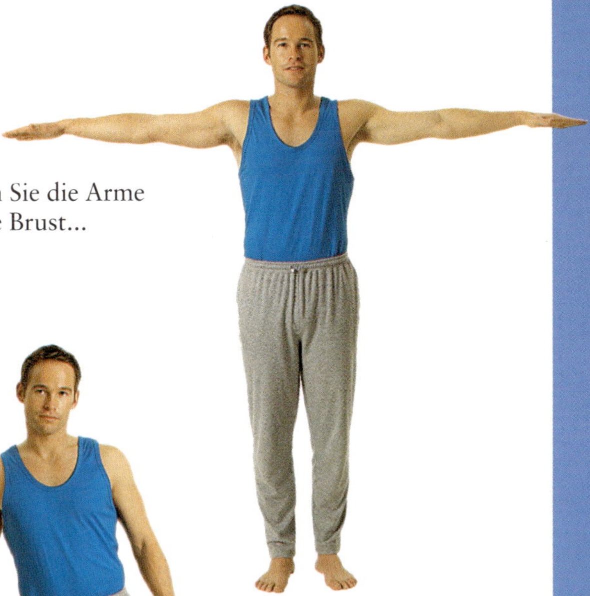

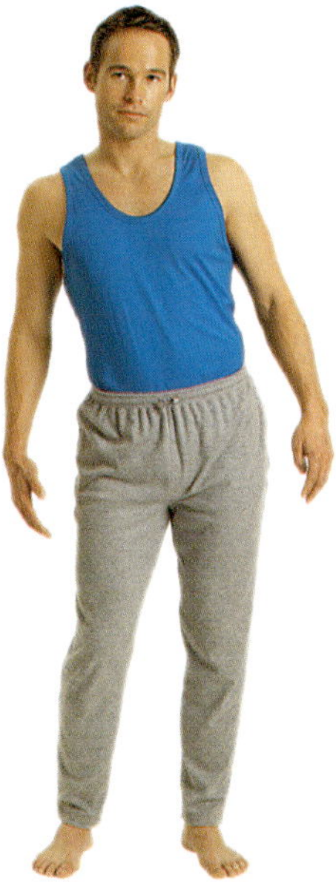

6 ... und breiten Sie sie in Schulterhöhe aus.

7 Kreisen Sie mit den Hüften wie mit einem Hula-Hoop-Reifen.

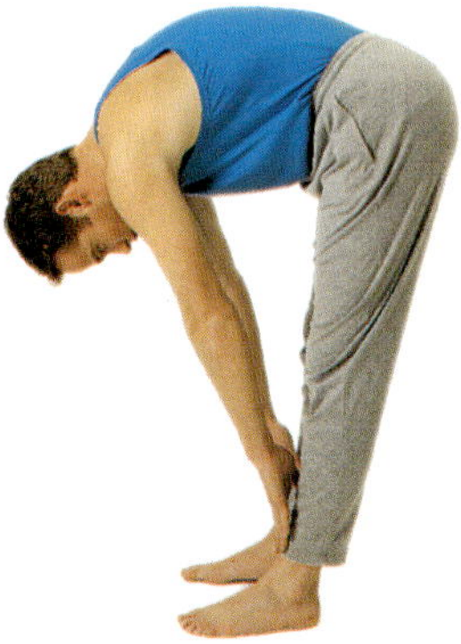

8 Nach vorne beugen; die Hände gleiten an den Beinen hinab. Strecken Sie sich, und beugen Sie sich leicht nach hinten.

9 Gehen Sie auf der Stelle. Ziehen Sie dabei die Knie immer höher an, bis Sie marschieren; lassen Sie dabei die Arme mitschwingen. Traben Sie dann etwa eine Minute leicht auf der Stelle.

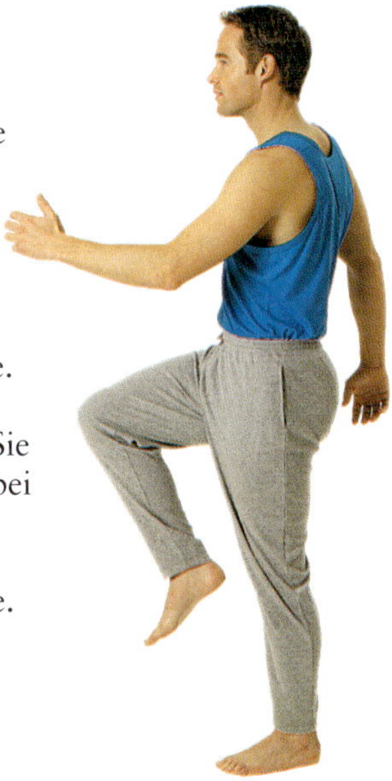

10 Beenden Sie das Aufwärmen mit zwei tiefen Atemzügen, wobei Sie beim Ausatmen die Lunge vollständig entleeren.

BEWEGLICHKEIT I

Ein geschmeidiger Rücken ist in der Lage, die alltäglichen Belastungen abzufangen. Die folgenden Übungen steigern die Geschmeidigkeit, indem sie die Bandscheiben und Wirbelgelenke gut geschmiert und frei beweglich erhalten. Sie trainieren die großen und kleinen Rückenmuskeln, so daß sie nicht so leicht verkrampfen, und wirken damit einer der Hauptursachen für chronische Rückenschmerzen entgegen.

MUSKELN TRAINIEREN UND GELENKE SCHMIEREN

Knien Sie sich auf einen Teppich oder eine Matte, und führen Sie die Übungen jeweils fünfmal aus. Am besten gehen Sie jeden Morgen und jeden Abend das gesamte Programm durch. Geben Sie ihm einen festen Platz in Ihrem Tagesablauf, auch wenn die chronischen Schmerzen vergangen sind.

3

1 Lassen Sie sich auf allen Vieren nieder, Arme und Oberschenkel im rechten Winkel zum Rücken.

DENKEN SIE ANS AUFWÄRMEN!

Vergessen Sie nicht, sich vor den Übungen aufzuwärmen (siehe Seite 46 f.). Auch vor Beginn schwerer Arbeiten im Haus oder im Garten empfehlen sich Aufwärmübungen. Zudem sollten Sie die Übungen und Hausarbeiten mit dem Aufwärmprogramm abschließen.

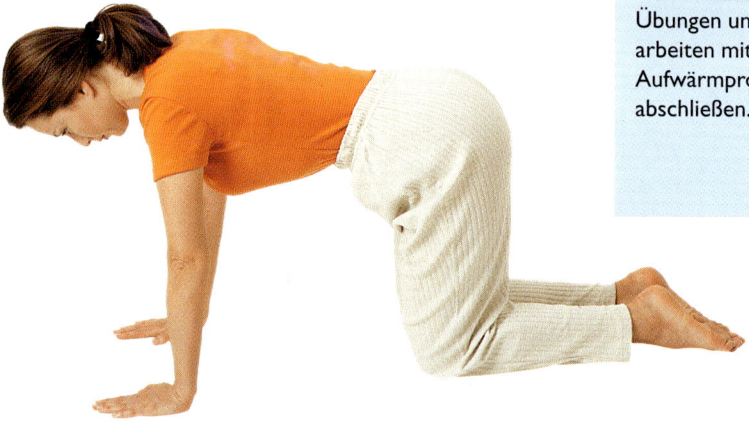

2 Führen Sie den Kopf zu den Knien. Halten Sie dabei Hände und Knie ruhig, und machen Sie einen runden Rücken. Richten Sie sich dann wieder auf.

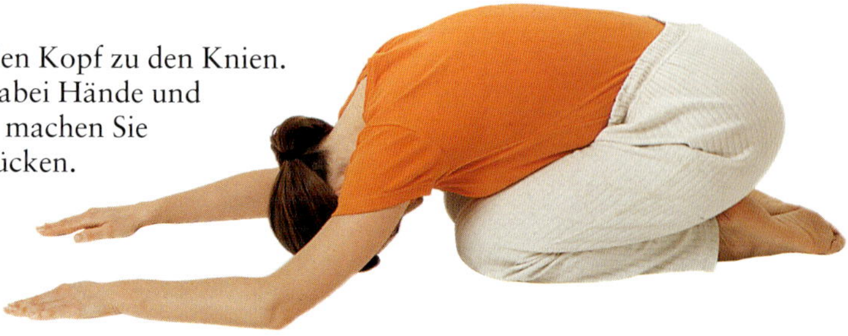

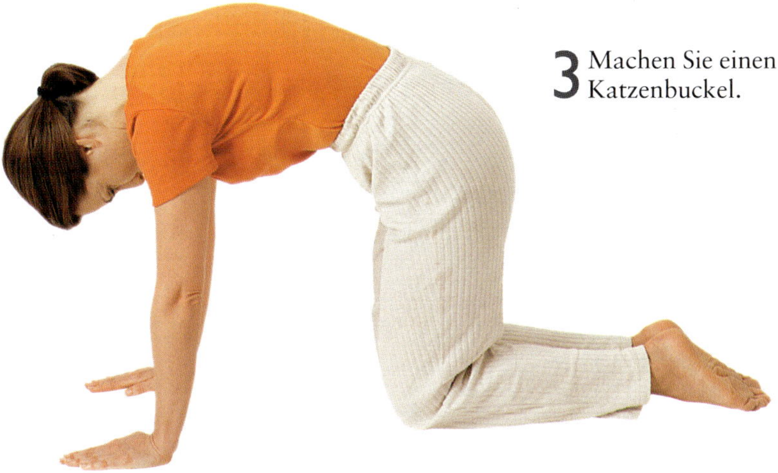

3 Machen Sie einen Katzenbuckel.

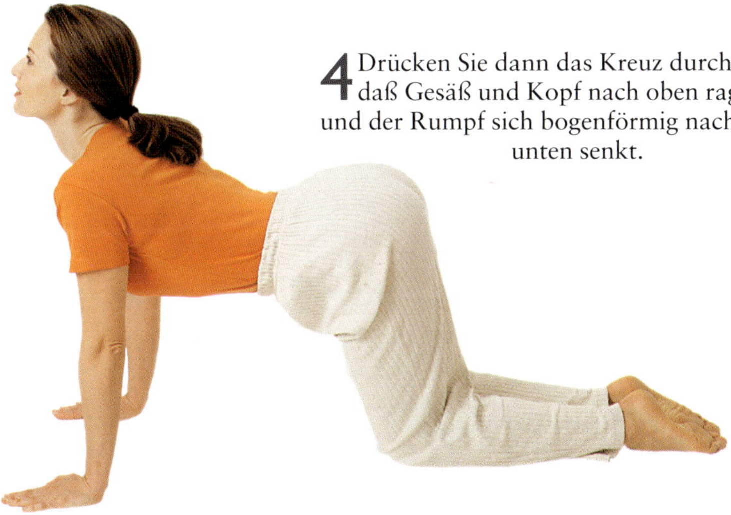

4 Drücken Sie dann das Kreuz durch, so daß Gesäß und Kopf nach oben ragen und der Rumpf sich bogenförmig nach unten senkt.

5 Halten Sie den Rücken gerade, strecken Sie immer ein Bein und den entgegengesetzten Arm gerade aus. Auf der anderen Seite wiederholen.

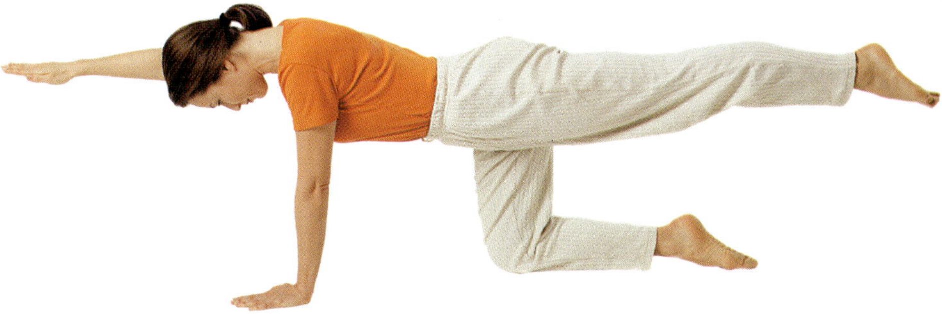

BEWEGLICHKEIT II

Die auf diesen Seiten vorgestellten Übungen verbessern nicht nur die Beweglichkeit der Wirbelsäule, sondern auch Ihre Haltung, weil sie im Stehen ausgeführt werden und steife oder verspannte Muskeln lockern. Sie erhöhen den Bewegungsspielraum der Wirbelsäulengelenke, was die Verletzungsgefahr beim Beugen, Strecken oder Heben verringert.

BEWEGLICHKEIT UND BEWEGUNGSSPIELRAUM VERBESSERN

Stellen Sie sich auf den Boden oder eine Matte, die Beine schulterbreit gespreizt. Wiederholen Sie die Übungen morgens und abends je fünfmal; setzen Sie sie auch fort, wenn die Schmerzen nachgelassen haben.

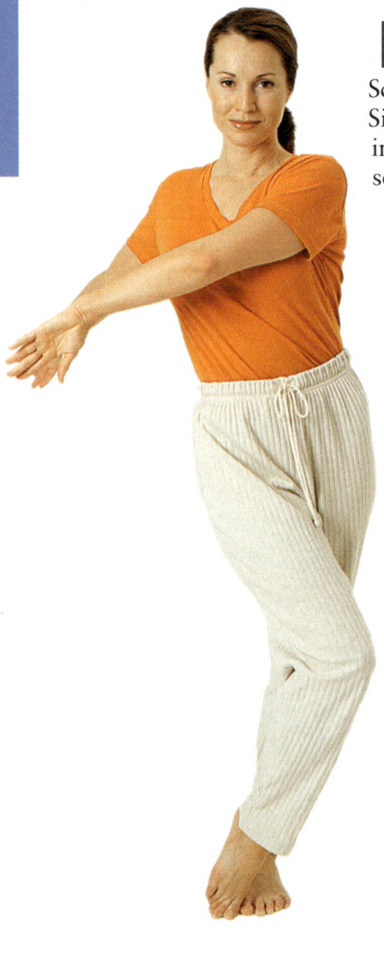

1 Schwingen Sie die Arme und die Schultern, drehen Sie dabei die Hüften in die entgegengesetzte Richtung.

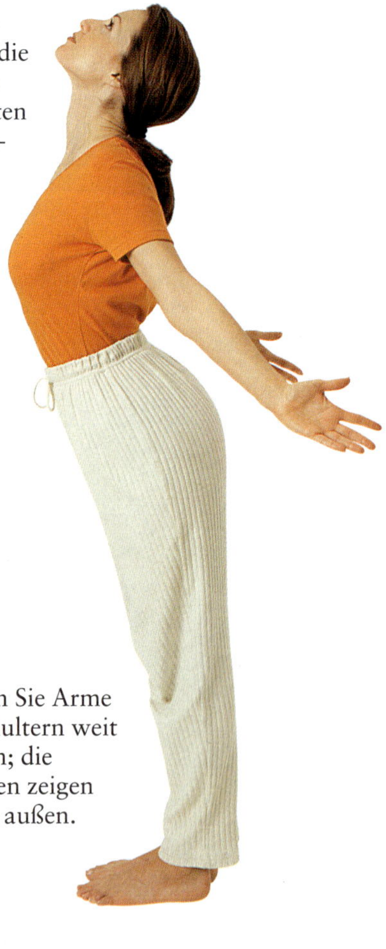

2 Drücken Sie Arme und Schultern weit nach hinten; die Handflächen zeigen dabei nach außen.

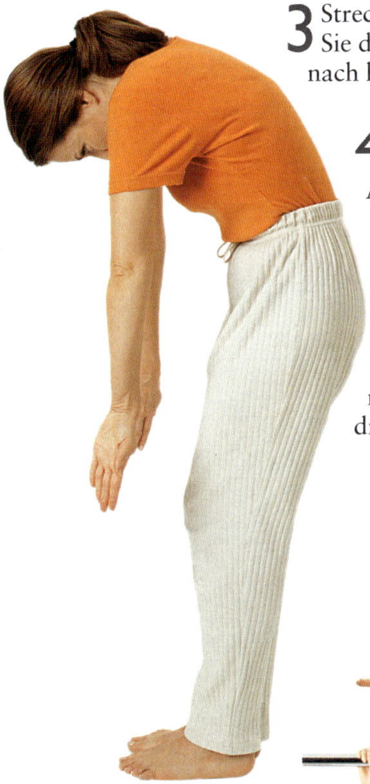

3 Strecken Sie das Gesäß nach hinten, und machen Sie die Schultern rund – die Handflächen zeigen nach hinten. Ziehen Sie das Gesäß wieder ein.

4 Knien Sie sich nieder, und setzen Sie sich auf die Fußgelenke. Halten Sie mit den Armen das Gleichgewicht, und bewegen Sie Ihr Gesäß so zur Seite, daß die rechte Hüfte auf dem Boden ruht und die Arme nach links zeigen. Heben Sie das Gesäß, bewegen Sie es auf die linke Seite, und balancieren Sie mit den Armen nach rechts. Bewegen Sie sich dreimal zu jeder Seite.

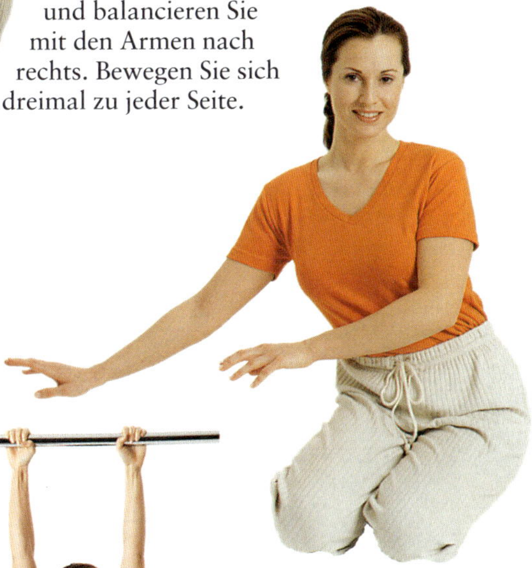

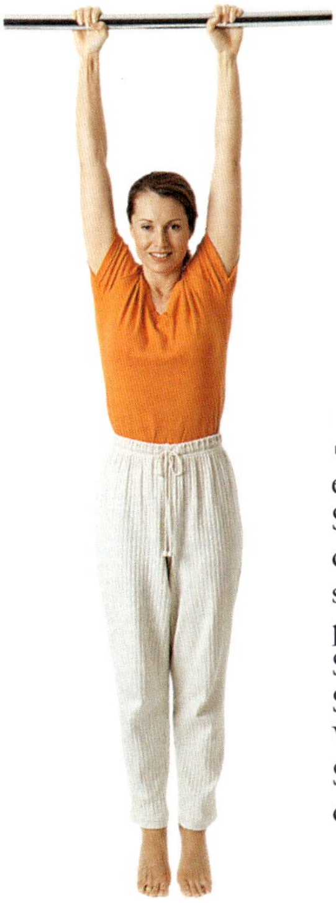

DENKEN SIE ANS AUFWÄRMEN!

Vergessen Sie nicht, sich vor den Übungen aufzuwärmen (siehe Seite 46 f.). Auch vor Beginn schwerer Arbeiten im Haus oder im Garten empfehlen sich Aufwärmübungen. Zudem sollten Sie die Übungen und Hausarbeiten mit dem Aufwärmprogramm abschließen.

5 Stellen Sie sich unter eine Querstange oder einen Türrahmen. Halten Sie sich mit beiden Händen daran fest, und lassen Sie sich mit dem ganzen Körpergewicht hängen. Beugen Sie etwas die Knie, so daß Sie spüren, wie sich Ihre Wirbelsäule streckt. Halten Sie die Stellung 30 Sekunden; dann entspannen.

3

DEN RÜCKEN KRÄFTIGEN I

Rücken- und Bauchmuskeln müssen nicht nur beweglich, sondern auch stark sein, um die Wirbelsäule ausreichend zu stützen. Schwache Muskeln sind nicht imstande, ihren Teil zur Entlastung des Rückens beizutragen. Infolgedessen werden die Wirbelsäulengelenke und -bänder übermäßig stark beansprucht. Weil sie jedoch nicht so gut wie die Muskeln mit Blut versorgt werden, verschleißen sie mit der Zeit immer schneller; Gewebeschäden und chronische Rückenschmerzen stellen sich ein. Muskelstärkende Übungen können helfen, die Schmerzen zu lindern.

DEN RÜCKEN SCHRITTWEISE KRÄFTIGEN

Legen Sie sich auf einen Teppich oder eine Matte, und wiederholen Sie jede der Übungen fünfmal. Am besten führen Sie jeden Morgen und jeden Abend das gesamte Programm aus. Machen Sie es zu einem festen Teil Ihres Tagesablaufs, auch wenn die chronischen Schmerzen der Vergangenheit angehören.

RÜCKENBOGEN

1 Gehen Sie in Bauchlage; legen Sie ein Kissen unter den Bauch, die Arme ruhen seitlich. Heben Sie den Kopf an. Verharren Sie einen Augenblick, und entspannen Sie dann.

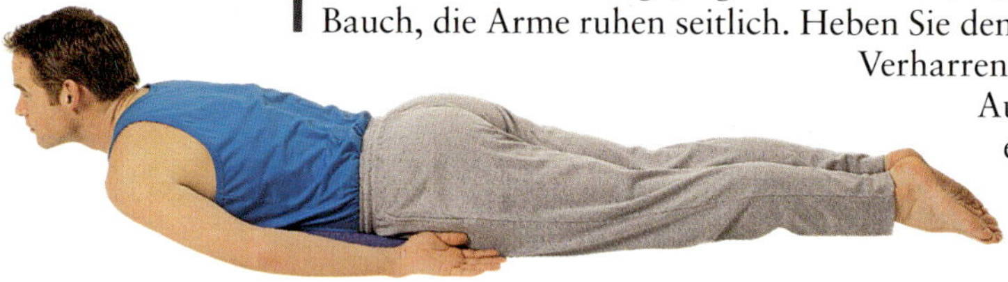

2 Entspannen Sie die Schultern, und heben Sie die Beine etwa 15 Zentimeter vom Boden.

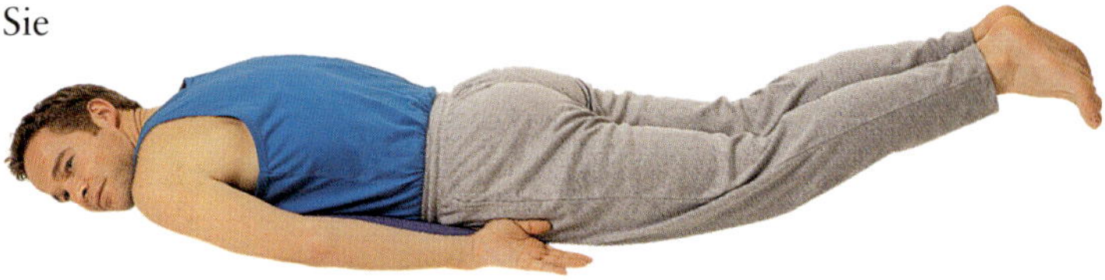

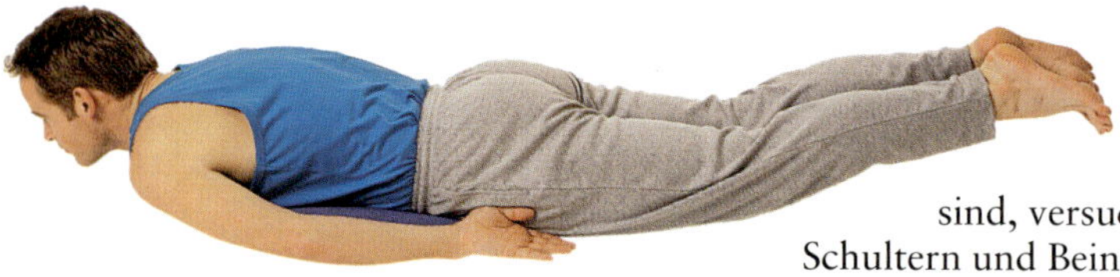

3 Wenn Sie bereits etwas kräftiger geworden sind, versuchen Sie, Kopf, Schultern und Beine gleichzeitig um einige Zentimeter anzuheben.

DENKEN SIE ANS AUFWÄRMEN!

Vergessen Sie nicht, sich vor den Übungen aufzuwärmen (siehe Seite 46 f.). Auch vor Beginn schwerer Arbeiten im Haus oder im Garten empfehlen sich Aufwärmübungen. Zudem sollten Sie die Übungen und Hausarbeiten mit dem Aufwärmprogramm abschließen.

RÜCKENROLLE

1 Beugen Sie sich aus der Rückenlage hoch, und versuchen Sie, die Knie mit den Händen zu erreichen.

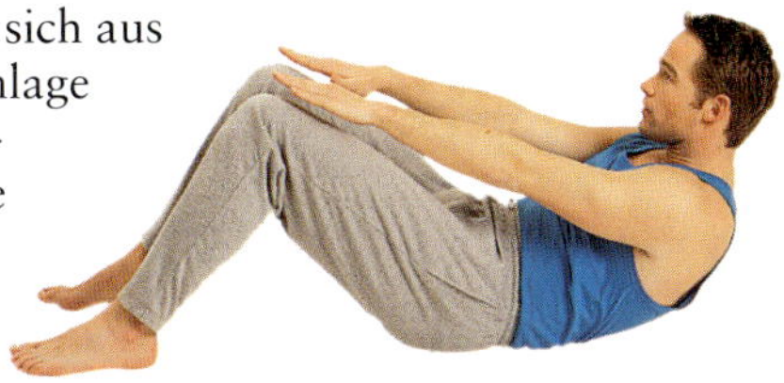

2 Führen Sie einen angewinkelten Ellbogen zum gegenüberliegenden Knie. Beide Seiten trainieren.

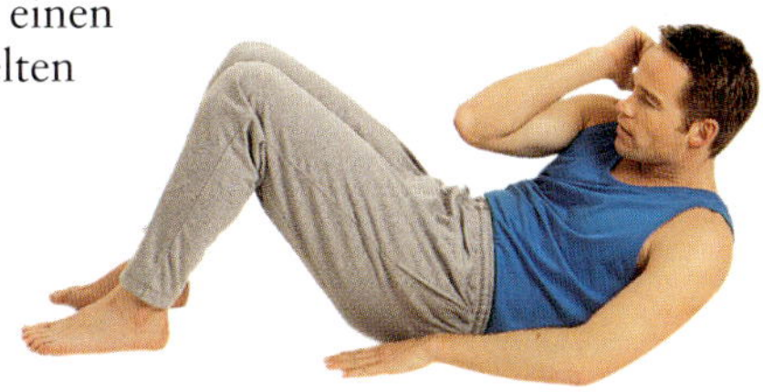

3 Sobald Sie kräftiger sind, kommen Sie mit dem Knie dem gegenüberliegenden Ellbogen entgegen. Seiten abwechseln.

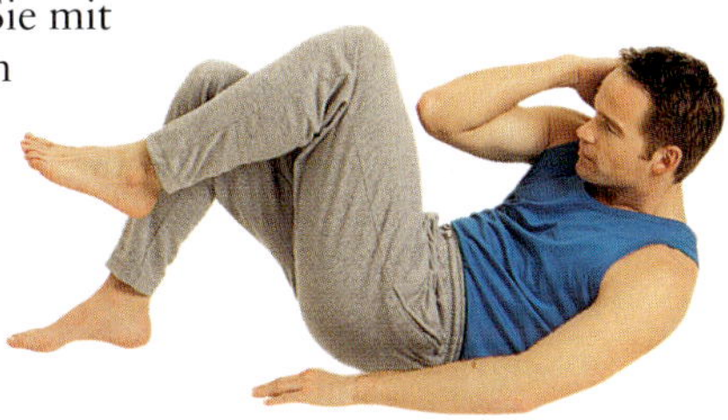

BEINE HEBEN

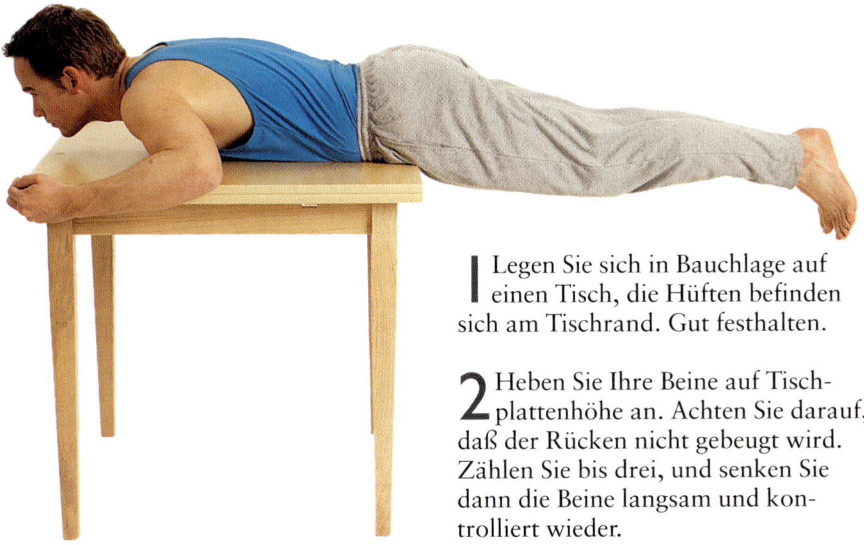

1 Legen Sie sich in Bauchlage auf einen Tisch, die Hüften befinden sich am Tischrand. Gut festhalten.

2 Heben Sie Ihre Beine auf Tischplattenhöhe an. Achten Sie darauf, daß der Rücken nicht gebeugt wird. Zählen Sie bis drei, und senken Sie dann die Beine langsam und kontrolliert wieder.

DEN RÜCKEN KRÄFTIGEN II

Wenn Ihre Rücken- und Bauchmuskeln kräftiger werden, fallen Ihnen auch die täglichen Arbeiten leichter, und Ihre Haltung verbessert sich soweit, daß ein Wiederauftreten des chronischen Rückenproblems immer unwahrscheinlicher wird. Nun ist es an der Zeit, daß Sie sich anstrengenderen Übungen zuwenden, um die erreichten Verbesserungen sicherzustellen. Nehmen Sie die folgenden Übungen erst in Angriff, wenn Sie die auf den vorhergehenden Seiten beschriebenen bereits einige Zeit regelmäßig ausgeführt haben und sie Ihnen nicht mehr schwer fallen – das kann einige Wochen dauern. Absolvieren Sie die Übungen morgens und abends je fünfmal.

SEITLICHES BEINHEBEN

1 Legen Sie sich auf die Seite. Der untere Arm stützt den Kopf, der andere ruht vor Ihnen und verleiht Ihnen Stabilität. Winkeln Sie das untere Bein ab, und heben Sie das obere mit angezogenem Fuß gestreckt an.

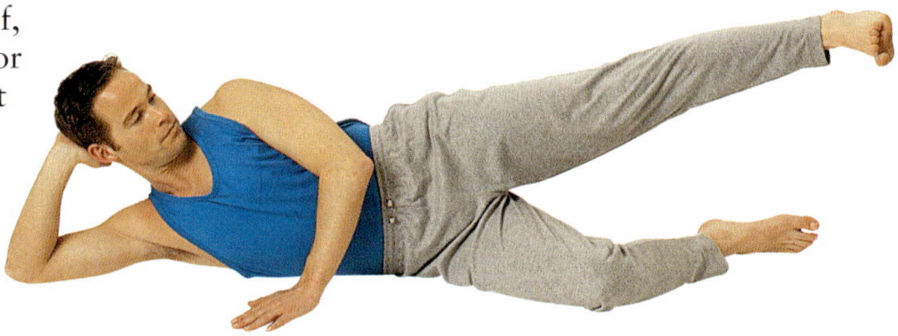

2 Legen Sie das obere Bein vor dem Körper auf dem Boden ab. Der obere Arm ruht auf der Hüfte.

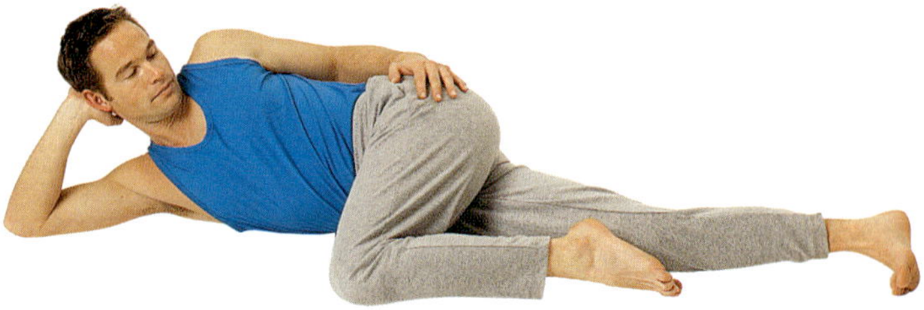

3 Heben Sie das untere Bein gestreckt etwas vom Boden hoch. Drehen Sie sich um, und wiederholen Sie das Ganze auf der anderen Seite.

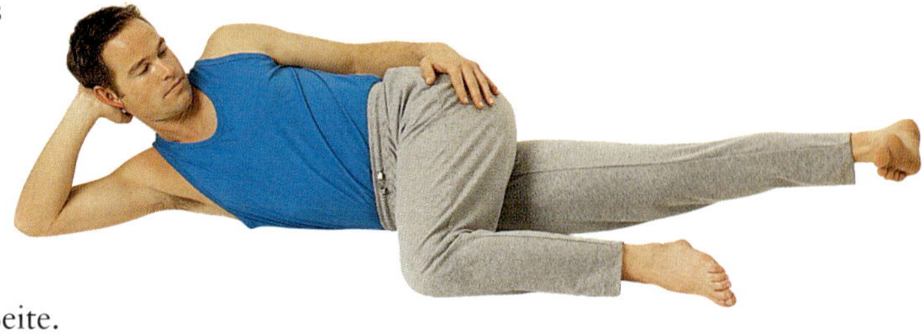

SIT UPS

1 Setzen Sie sich auf den Boden, die Knie angewinkelt und im rechten Winkel zur Brust. Gehen Sie mit dem Oberkörper so weit zurück, wie es Ihnen noch angenehm ist. Ziehen Sie sich dann hoch.

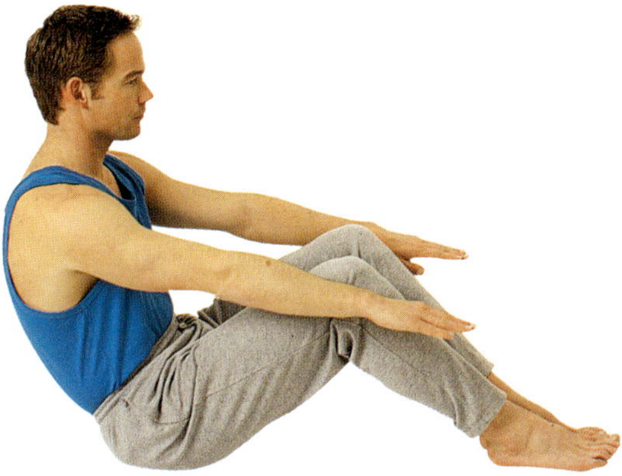

2 Gehen Sie mit dem Oberkörper wieder so weit zurück, wie es Ihnen angenehm ist.

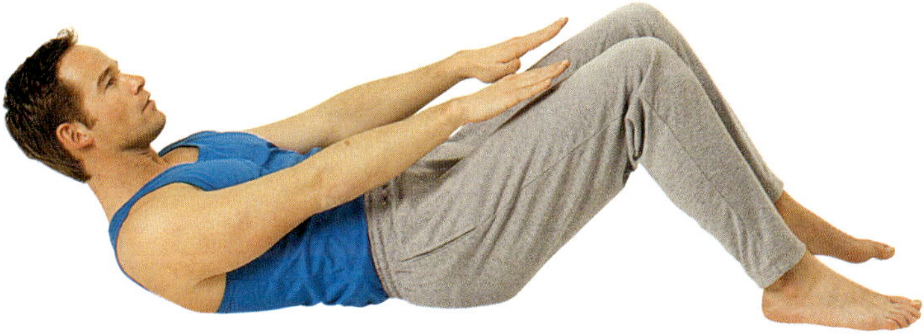

3 Ziehen Sie sich dann hoch.

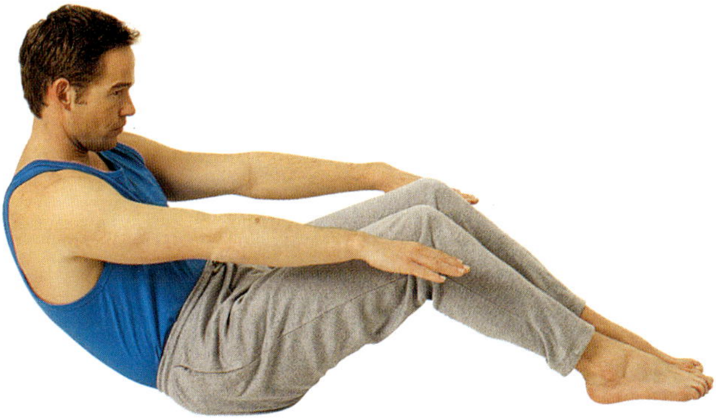

DENKEN SIE ANS AUFWÄRMEN!

Vergessen Sie nicht, sich vor den Übungen aufzuwärmen (siehe Seite 46 f.). Auch vor Beginn schwerer Arbeiten im Haus oder im Garten empfehlen sich Aufwärmübungen. Zudem sollten Sie die Übungen und Hausarbeiten mit dem Aufwärmprogramm abschließen.

DEHNÜBUNGEN

Heutzutage verbringen die meisten Menschen den größten Teil des Tages sitzend – sei es am Schreibtisch, am Computer oder im Auto. Dabei kann der Rücken steif werden, vor allem, wenn er ohnehin zu Problemen neigt, und alle bisherigen Bemühungen, die Sie in den Rücken investiert haben, können zunichte gemacht werden. Mit Hilfe der folgenden Dehnübungen beugen Sie einem Steifwerden des Rückens vor.

DEHNÜBUNGEN FÜR ALLTAG UND NOTFALL

Diese Dehnübungen dauern nur wenige Minuten, und einige davon sollten regelmäßig ausgeführt werden – beispielsweise immer, wenn Sie eine Stunde lang gesessen sind. Sie können auch als Notfallmaßnahme dienen, wenn sich Ihr Rücken versteift und zu schmerzen beginnt. Wiederholen Sie jede Übung fünfmal. Wählen Sie auch Übungen aus, die Sie am Arbeitsplatz ausführen können. Die Beckenkippe können Sie auch im Liegen trainieren (siehe Seite 27).

3

RÜCKENDEHNUNG

1 Rollen Sie sich in der Seitenlage so weit wie möglich zu einer Kugel zusammen. Spüren Sie dabei den Zug auf die Wirbelsäule.

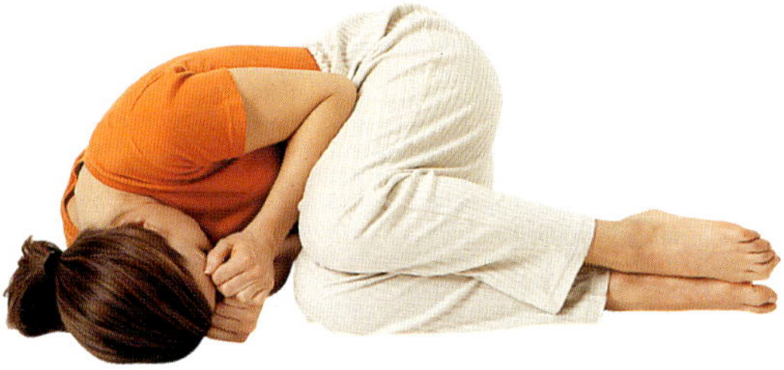

2 Strecken Sie sich langsam und vorsichtig aus. Strecken Sie die Arme über den Kopf; die Beine mit gestreckten Zehen lang machen.

Warnung

Sie sollten sofort mit einer Übung aufhören, sobald sie Schmerzen auslöst, den Schmerz intensiviert oder den Schmerzbereich ausweitet. Begeben Sie sich in eine Stellung, in der Sie zuvor keine Schmerzen gespürt haben.

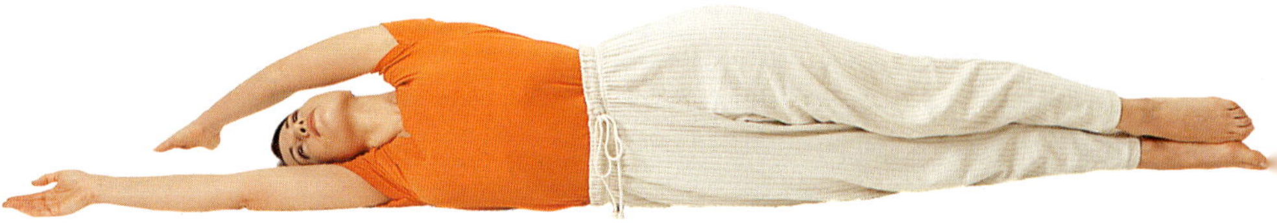

BECKEN KIPPEN I

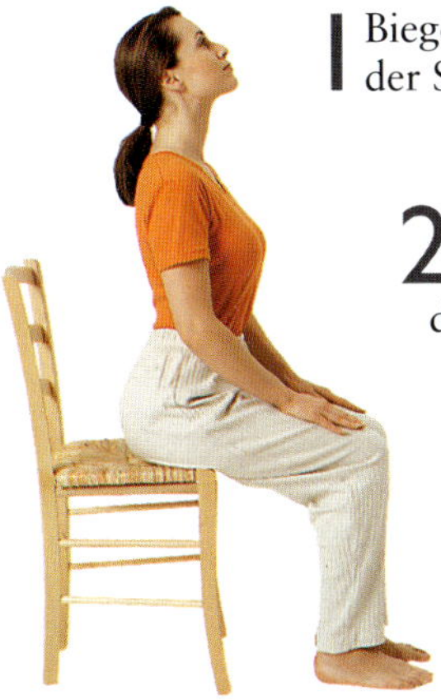

1 Biegen Sie Ihren Rücken von der Stuhllehne weg.

2 Biegen Sie ihn dann wieder zurück, so daß er gegen die Stuhllehne drückt. Beenden Sie die Übung nach fünf Wiederholungen, indem Sie das Kreuz in eine neutrale mittlere Stellung bringen.

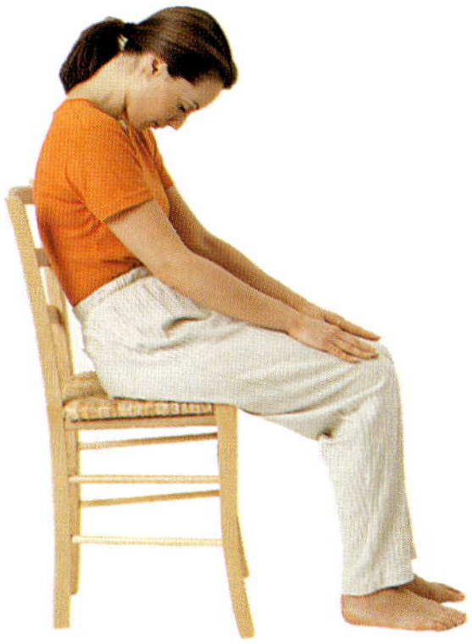

BECKEN KIPPEN II

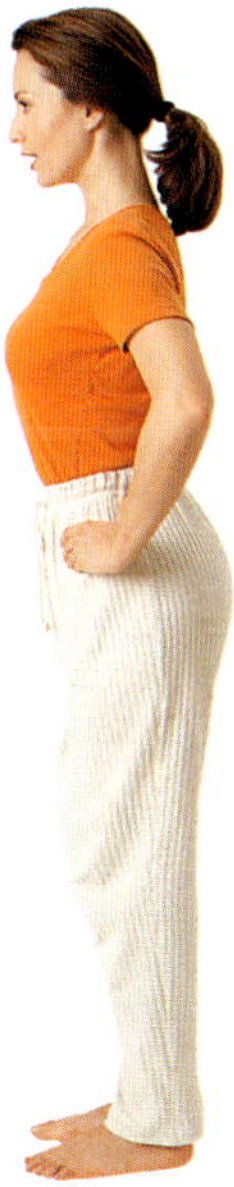

1 Legen Sie die Hände an die Hüften. Biegen Sie Ihren Rücken, und drücken Sie das Becken nach vorne.

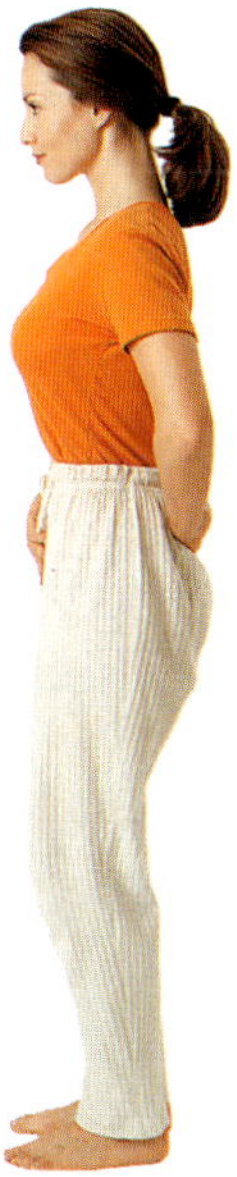

2 Drücken Sie das Becken nach hinten, und ziehen Sie den Po ein. Beenden Sie die Übung, indem Sie den Rücken in eine neutrale Stellung bringen.

KNIEROLLEN

1 Legen Sie sich auf den Rücken, die Knie angewinkelt, die Arme im rechten Winkel seitlich ausgestreckt.

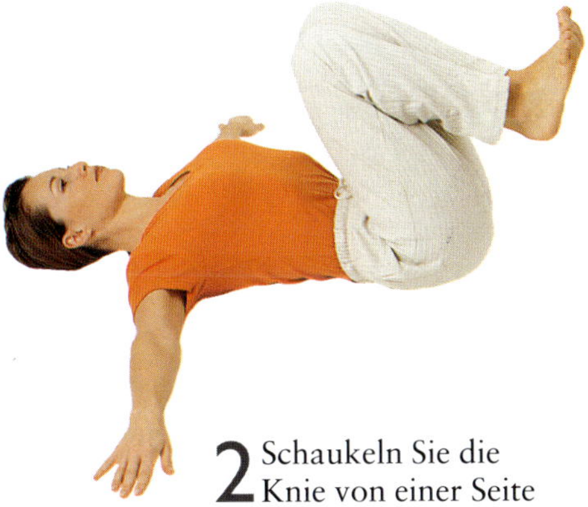

2 Schaukeln Sie die Knie von einer Seite zur anderen.

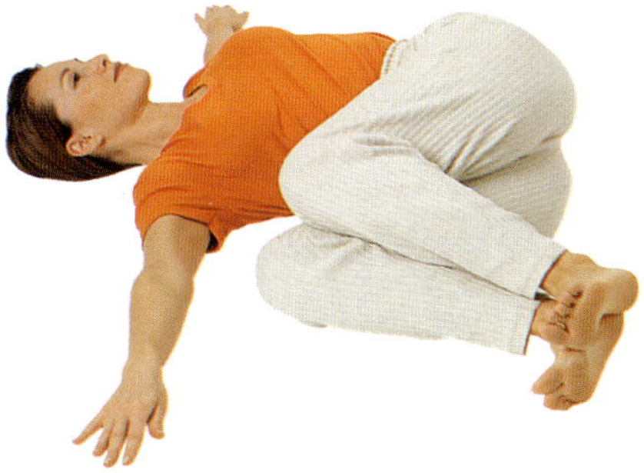

ALLGEMEINE FITNESS

Fitneß verbessert nicht nur den körperlichen Zustand und vermindert in jedem Lebensalter das Risiko zahlreicher Erkrankungen und Schäden, sondern sie steht auch in direktem Zusammenhang mit dem Wohlergehen des Rückens. Zwar fällt es vielen Leuten leichter, in Fitneßstudios oder Vereinen regelmäßig Sport zu treiben, aber diese Einrichtungen sind keine notwendigen Vorbedingungen. Am wichtigsten ist, daß Sie mindestens dreimal in der Woche auf die eine oder andere Weise trainieren – sei es durch einen kräftigen Marsch im Freien, eine Radtour oder einige Runden im Schwimmbecken. Vermeiden Sie jedoch Sportarten, die den Rücken belasten, wie Squash, Tennis oder Aerobic, bevor Sie nicht rundum fit sind.

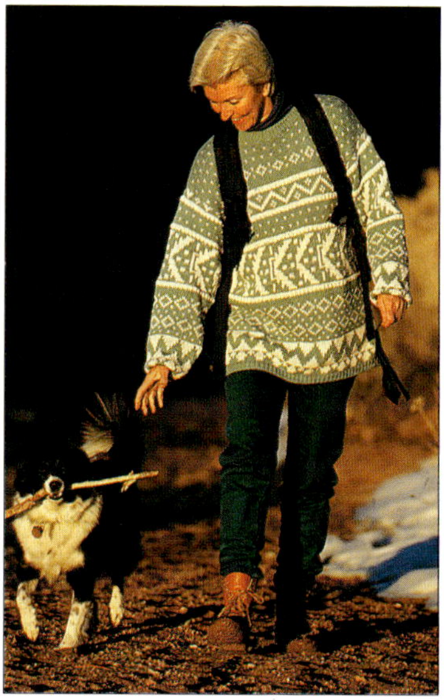

GEIST UND PSYCHE

Viele Menschen denken, Sport und Fitneß dienten nur dem körperlichen Wohlbefinden. Doch auch Geist und Psyche profitieren davon, denn durch Sport wird psychischer und körperlicher Streß abgebaut. Geistiger Streß wirkt sich beispielsweise häufig auf den im Nacken befindlichen Trapezmuskel aus: Bestimmte Fasern des Muskels knoten sich unter Streß zusammen; solche „Auslöserpunkte“ (siehe Seite 33) können den Muskel am Entspannen hindern.

Warnung

Körperliche Fitneß muß schrittweise über längere Zeit hinweg aufgebaut werden. Ungeeignetes und übertriebenes Training kann Probleme verursachen. Mögliche Verletzungen sind zum Beispiel:

- Zerrungen und Überdehnungen der Muskeln, Bänder und Sehnen,
- Überbeanspruchung der Gelenke,
- Entzündung der Sehnen und Gelenkkapseln,
- Schmerzen und Verspannungen.

Insbesondere wenn Sie untrainiert sind, sollten Sie ein anstrengendes Sportprogramm erst beginnen, nachdem Sie einen Arzt konsultiert haben.

POSITIVE KÖRPERLICHE AUSWIRKUNGEN

Regelmäßiges Training bedeutet körperliche Fitneß und bringt eine Anzahl günstiger Effekte auf den Körper und seine Organe mit sich:

- Ein kräftiges Herz und ein niedrigerer Puls. Sport vergrößert das Herz, das deshalb mit jedem Schlag mehr Blut durch den Körper pumpen kann. Es braucht weniger zu schlagen, der Puls wird ruhiger. Eine durchschnittliche Pulszahl liegt bei 74 Schlägen in der Minute; bei trainierten Sportlern kann sie 45 Schläge in der Minute betragen.
- Bessere Atmung und Lungenfunktion. Training vergrößert das Volumen der eingeatmeten Luft, wodurch sowohl die Elastizität des Lungengewebes als auch die Blutversorgung der Lungen zunehmen. Tiefere Atmung bedeutet zudem einen Zuwachs an Ausdauer; die Muskeln, die den Brustkasten bewegen und die Brustwirbelsäule stützen, werden kräftiger.
- Eine Verbesserung des Muskeltonus, der Muskelkraft und -ausdauer, was wiederum der Haltung und Figur zugute kommt. Sowohl Kraft- als auch Beweglichkeitsübungen (siehe Seite 48–55) erhöhen die in den Muskeln vorhandene Energiemenge, wodurch diese schneller auf Anforderungen reagieren und nicht so leicht durch plötzliche Bewegungen oder Drehungen verletzt werden. Kräftige, bewegliche Muskeln stützen zudem die Wirbelsäule besser.
- Sehnen und Bänder werden kräftiger und halten Zerrungen besser stand. Dadurch erhöht sich der Bewegungsspielraum der Gelenke, und Gewebeschäden werden weniger wahrscheinlich.
- Die Produktion der Gelenkschmiere wird bei manchen Gelenken (z.B. den Wirbelgelenken) gesteigert. Die Gelenkschmiere ernährt und schmiert das betroffene Knorpelgewebe, so daß weniger Verschleiß auftritt.
- Gewichtheben verschafft starke Knochen. Dies hilft im Kampf gegen Osteoporose (siehe Seite 96) und ist besonders für Frauen nach der Menopause wichtig.
- Die Reaktionszeit wird kürzer, Balance und Koordination werden verbessert.

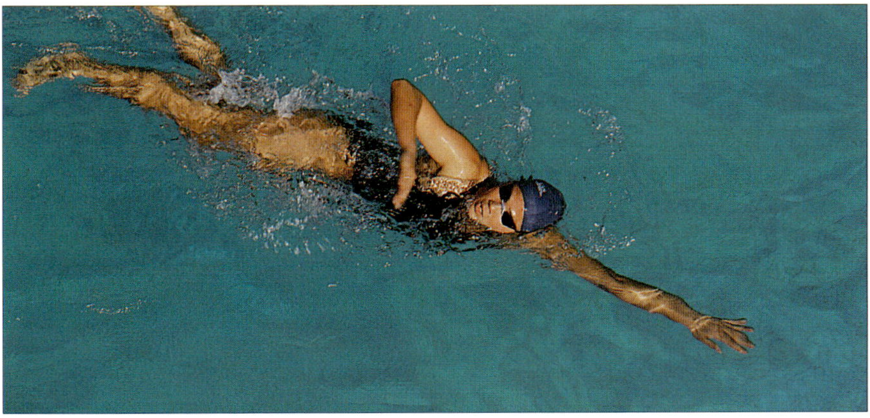

ÜBERBELASTUNG MEIDEN

Die meisten Menschen beschäftigen sich mit ihrem Rücken erst, wenn sich akute oder chronische Schmerzen bemerkbar machen. Aus diesem Grund ist in der Regel bereits ein gewisser Grad an Schädigungen zu verzeichnen, wenn das Problem erkannt wird. Die meisten Schäden können zwar behoben werden, doch häufig bleibt eine gewisse Schwäche bestehen. Deshalb ist es wichtig, daß man bei Rückenproblemen einem möglichen Rückfall vorbeugt. Gehen Sie mit Ihrem Rücken achtsam um, und vermeiden Sie Überanstrengungen.

BEIM AUTOFAHREN STRESS VERMEIDEN

Bei längeren Autofahrten leiden die meisten Menschen unter Rückenschmerzen – selbst wenn ihnen der Rücken sonst nicht zu schaffen macht. Autofahren erfordert kleine Bewegungen in gebeugter Haltung, wodurch die Wirbelsäule automatisch überanstrengt wird.

3

- Stellen Sie Sitz und Rückenlehne optimal ein, so daß Sie das Lenkrad, die Gangschaltung und die Pedale bequem erreichen können, wenn Sie die Knie leicht angewinkelt und die Oberschenkel waagrecht halten. Bietet der Sitz der Lendenwirbelsäule keine Stütze, stecken Sie sich ein kleines Kissen ins Kreuz. Der Sitz sollte hart sein und Sie stützen. Die Rückenlehne sollte hoch und breit sein, damit der Oberkörper auch beim Kurvenfahren gestützt wird.
- Zahlreiches Autozubehör kann die Bequemlichkeit erhöhen, so etwa Stützen für die Lendenwirbelsäule oder Sitzbezüge aus Holzperlen. Falls Sie dennoch unter Rückenschmerzen leiden, sollten Sie eventuell auf ein anderes, für Sie besser geeignetes Fahrzeugmodell umsteigen. Bitten Sie beim Autokauf um eine mindestens 30minütige Probefahrt, denn die Schmerzen entstehen nicht nur durch eine gebeugte Haltung im Sitzen, sondern auch durch die Bewegungen beim Fahren.
- Vermeiden Sie Drehbewegungen beim Ein- und Aussteigen. Schieben Sie den Autositz möglichst weit nach hinten, und schwingen Sie Beine und Oberkörper in einer einzigen Bewegung herum. Stehen Sie erst dann auf.

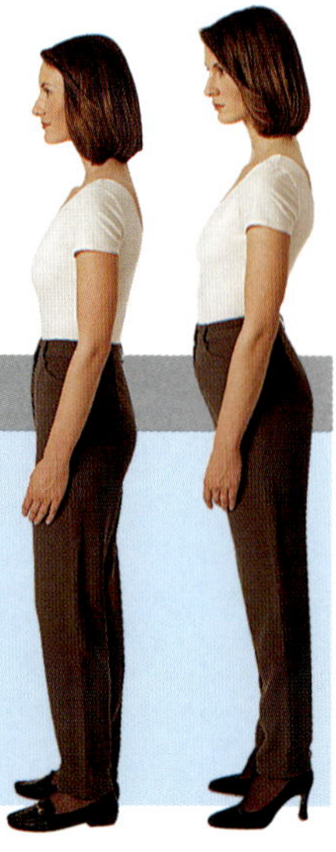

HOHE ABSÄTZE VERMEIDEN

Vermeiden Sie so weit wie möglich hohe Absätze, denn sie verstärken die untere Krümmung der Wirbelsäule. Dabei werden nicht nur die Wirbel zusammengepreßt; auch die Bauchmuskeln dehnen sich, und der Bauch streckt sich nach vorn. Auf diese Weise wird der Druck in der Bauchhöhle vermindert, und die Wirbelsäule wird an der Körpervorderseite weniger gestützt.

ZEHN WICHTIGE MASSNAHMEN

Auch wenn es schwierig erscheint, auf alle unten beschriebenen Maßnahmen an einem stressigen Arbeitstag zu achten – mit etwas Konsequenz werden sie bald zur Gewohnheit, und Ihr Rückenproblem hat weniger Chancen, erneut aufzutreten.

1. Überprüfen Sie den Tag über und besonders in der Arbeit häufig Ihre Körperhaltung. Auf diese Weise gewöhnen Sie sich Haltungsfehler ab.

2. Vermeiden Sie Stellungen, bei denen die Rückenmuskeln gespannt werden, zum Beispiel sich über eine Werkbank zu beugen oder die Haare im Waschbecken zu waschen. Eine schlechte statische Haltung bewirkt, daß sich die Muskeln verspannen und schmerzen und die Bänder sich dehnen. Dadurch erhöht sich die Gefahr, daß sich die Muskelfasern verkrampfen und zum Teil feste, schmerzende Knoten bilden.

3. Vermeiden Sie längeres Stillstehen. Wenn dies unmöglich ist, machen Sie einige Dehnübungen (siehe Seite 56 f.) oder stellen einen Fuß auf einen Schemel oder eine Querstange, um das Kreuz zu entlasten.

4. Wärmen Sie sich vor dem Sport und vor schwerer Arbeit im Haus oder im Garten auf (siehe Seite 46 f.).

5. Kräftigen Sie Ihre Rücken- und Bauchmuskeln durch regelmäßiges Training (siehe Seite 48 ff.), denn die Wirbelsäule wird instabiler und kann leichter verletzt werden, wenn sie nicht ausreichend durch Muskeln gestützt wird.

6. Achten Sie darauf, daß Sie Ihrem Alter, Ihrer Größe und Ihrem Körperbau entsprechend das richtige Gewicht haben und halten.

7. Sorgen Sie für reichlich Ruhe und Schlaf. Die Bandscheiben nehmen in Ruhezeiten das Wasser wieder auf, das sie durch die alltäglichen Tätigkeiten abgegeben haben.

8. Vermeiden Sie, zwei verschiedenartige Bewegungen gleichzeitig auszuführen. Drehen Sie sich nicht gleichzeitig, während Sie etwas Schweres hochheben – beispielsweise wenn Sie ein Kind aus dem Autokindersitz heben.

9. Nehmen Sie sich tagsüber Zeit zum Entspannen, damit sich Muskelspannungen, besonders im Nacken, wieder lösen.

10. Achten Sie beim Tragen schwerer Lasten darauf, daß das Gewicht auf beiden Seiten des Körpers gleichmäßig verteilt ist (siehe Seite 76). Ungleich verteilte Lasten bewirken, daß auch der Druck auf die Wirbelsäule ungleich ausgeübt wird und eine Seite mehr belastet wird als die andere.

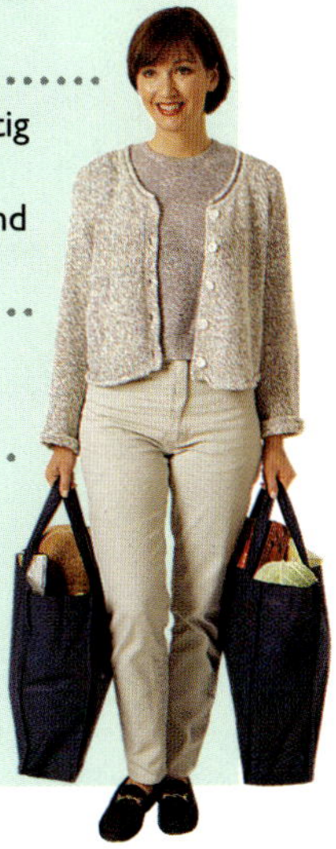

DIE EINRICHTUNG

Wer schon lange unter chronischen Rückenschmerzen leidet, muß irgendwann akzeptieren, daß die Wirbelsäule dauerhaft geschädigt ist und Beschwerden und Schmerzanfälle wahrscheinlich immer wieder vorkommen. In diesem Fall sollten Sie die Wohnungseinrichtung so gestalten, daß Ihre Wirbelsäule so wenig wie möglich unnötig belastet wird. Dies gilt vor allem für die Küche. Sie werden dann weiterhin ein aktives Leben führen können und seltener unter Schmerzattacken leiden.

KÜCHENEINRICHTUNG

Die meisten Menschen verbringen erstaunlich viel Zeit in der Küche. Doch leider bergen Küchen eine Reihe von Gefahren für Menschen mit Rückenproblemen. Arbeitsflächen in Standardhöhe sind in der Regel viel zu niedrig. Auch das Heben von schwerem Kochzubehör kann den Rücken belasten, besonders wenn es sehr hoch oder in Bodennähe aufbewahrt wird.

3

ARBEITSFLÄCHEN

Überprüfen Sie die Höhe Ihrer Arbeitsfläche. Im Idealfall liegt sie 7,5 Zentimeter unter Ihrem Ellbogen – dann können Sie das Essen zubereiten, ohne sich vorzubeugen. In den meisten Küchen müßten die Arbeitsflächen für Frauen um 15 Zentimeter angehoben werden, für Männer entsprechend höher. Da das Anbringen neuer Arbeitsflächen teuer ist, sollten Sie zumindest einen Bereich auf die richtige Höhe bringen. Kaufen Sie hierfür ein großes längliches Brett, und befestigen Sie es so auf Holzblöcken, daß es die richtige Höhe erreicht. Sie können auch einen Abschnitt der Arbeitsfläche mit einem Sockel erhöhen.

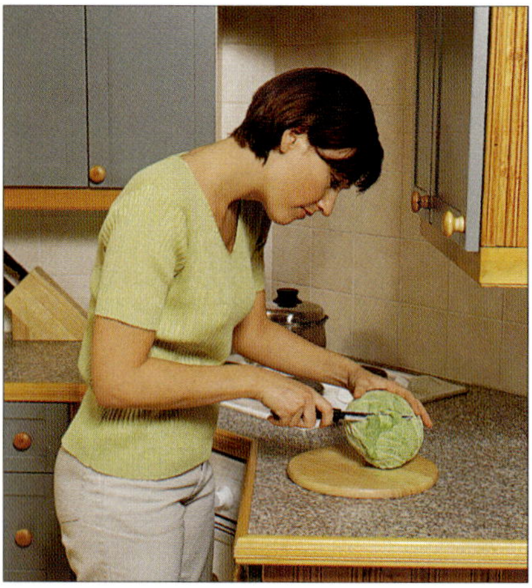

Ist die Arbeitsfläche zu niedrig, müssen Sie mit gebeugtem Rücken arbeiten.

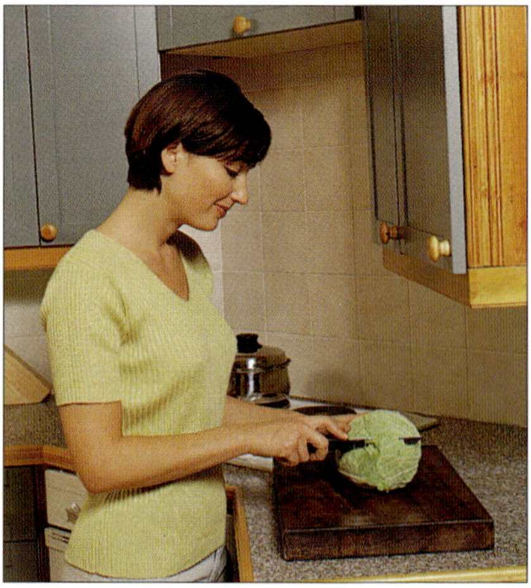

Mit einer erhöhten Arbeitsfläche können Sie Ihren Rücken gerade und entspannt halten.

ABWASCHEN

Beim Geschirrspülen können Sie den Rücken entlasten, wenn Sie die Arbeitshöhe in geeigneter Weise verändern. Stellen Sie dazu eine Abwaschschüssel umgedreht in das Waschbecken und eine zweite darauf. Dies erlaubt Ihnen, in angenehmerer Höhe zu arbeiten. Stehen Sie so nahe am Becken wie möglich; öffnen Sie dazu gegebenenfalls den Unterschrank.

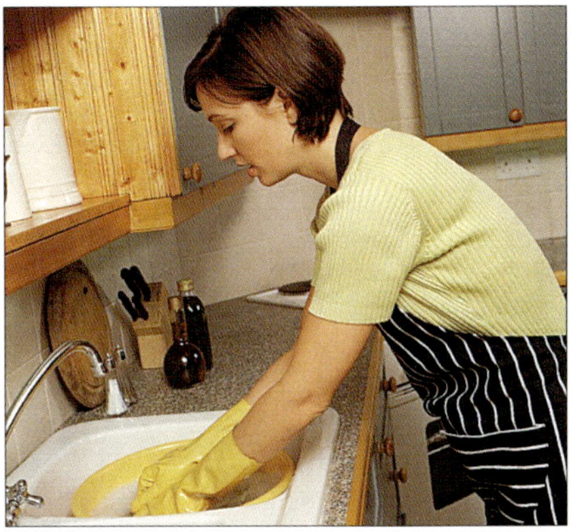

Ist das Waschbecken zu tief, müssen Sie sich nach vorne beugen. Das belastet den Rücken.

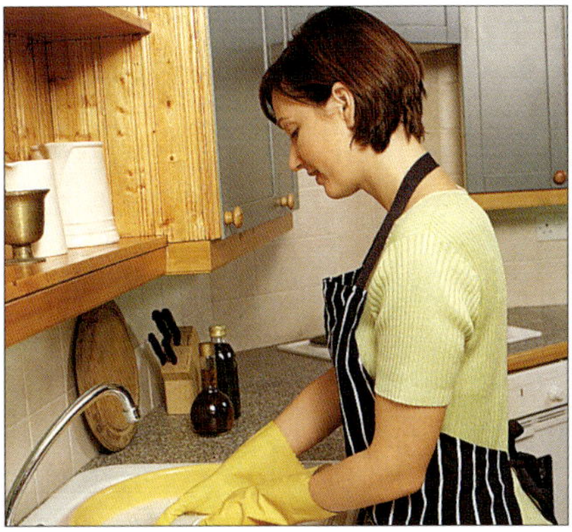

Wenn Sie nahe an einer erhöhten Abwaschschüssel stehen, kann der Rücken gerade gehalten werden.

LAGERN

■ Stellen Sie häufig benutzte Gegenstände in Reichweite der Arbeitsfläche. Bitten Sie bereits abends eine andere Person, schwere Teller, die Sie am nächsten Morgen brauchen, aus hohen Schränken zu heben. Gehen Sie immer in die Knie, wenn Sie Gegenstände aus niedrigen Schränken holen.

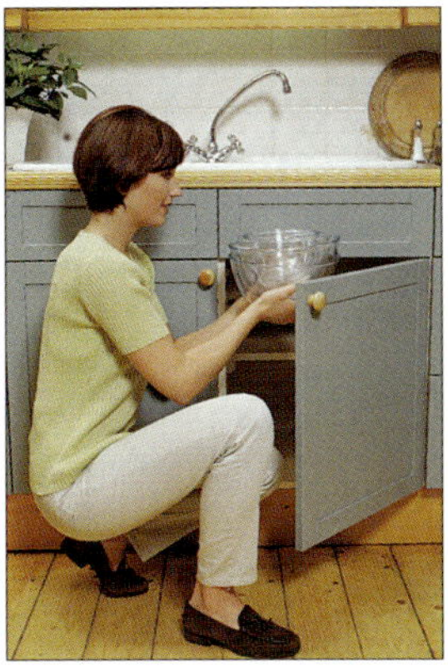

Gehen Sie in die Knie, wenn Sie schwere Gegenstände aus niedrigen Schränken holen.

■ Schwere Geräte wie z. B. die Küchenmaschine sollten immer am selben Platz stehen und nicht bewegt werden müssen.

■ Bei Rückenschmerzen kann sogar das Füllen eines Teekessels Probleme bereiten. Füllen Sie ein kleineres Gefäß mit Wasser und gießen Sie es nach und nach um.

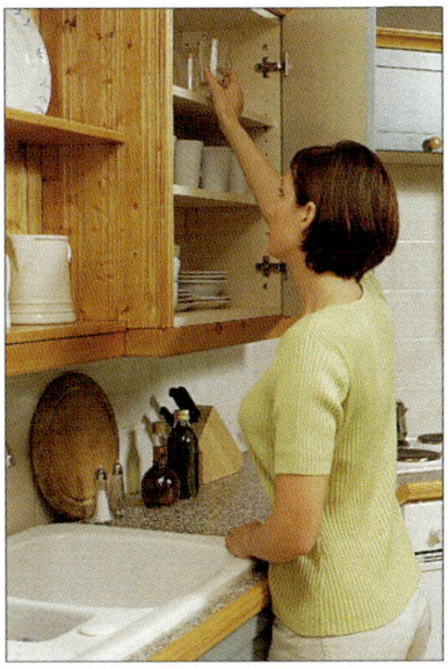

Plazieren Sie auf hohen Ablagen nur leichte Gegenstände.

3

HAUSARBEIT

Wenn Sie unter Rückenproblemen leiden, sollten Sie nie die ganze Hausarbeit an einem Tag erledigen. Entwickeln Sie lieber ein System, nach dem Sie täglich einen Teil der Arbeit erledigen. Pausieren Sie häufig, und versuchen Sie nicht, sich durchzukämpfen, bis die Schmerzen Sie zum Aufhören zwingen. Übergeben Sie nach Möglichkeit einer anderen Person die schweren Arbeiten. Ist das nicht möglich, verrichten Sie schwere Arbeiten sehr langsam und Schritt für Schritt.

ALLGEMEINE HAUSARBEITEN

Bevor Sie mit der Hausarbeit beginnen, sollten Sie sich sicherheitshalber aufwärmen (siehe Seite 46). Das Wichtigste ist, daß Sie immer daran denken, alles langsam zu erledigen und dabei verschiedene Muskelgruppen zu beanspruchen, denn sonst lastet immer der gleiche Druck zu lange auf der Wirbelsäule. Putzen Sie beispielsweise immer ein Zimmer ganz: Staubsaugen Sie etwas, räumen Sie auf, wischen Sie eine kleine Fläche ab. Saugen Sie dagegen nicht an einem Tag im ganzen Haus Staub. Versuchen Sie abwechselnd mit beiden Händen zu putzen oder Staub zu wischen, damit die Belastung gleichmäßig verteilt wird. Wenn Ihnen das selbst mit einiger Übung nicht gelingt, tun Sie zumindest so, als würden Sie die andere Hand mitbenutzen.

BÜGELN

Bügeln kann Ihre Wirbelsäule stark belasten, denn während Sie sich über das Brett beugen, üben Ihre Arme vor dem Körper Druck nach unten aus. So beschränken Sie die Belastung auf ein Minimum:

- Stellen Sie das Bügelbrett so hoch wie möglich. Manchmal hilft es auch, einen Fuß auf einen niedrigen Schemel zu stellen.
- Versuchen Sie beim Bügeln zu sitzen.
- Verändern Sie regelmäßig die Stellung.

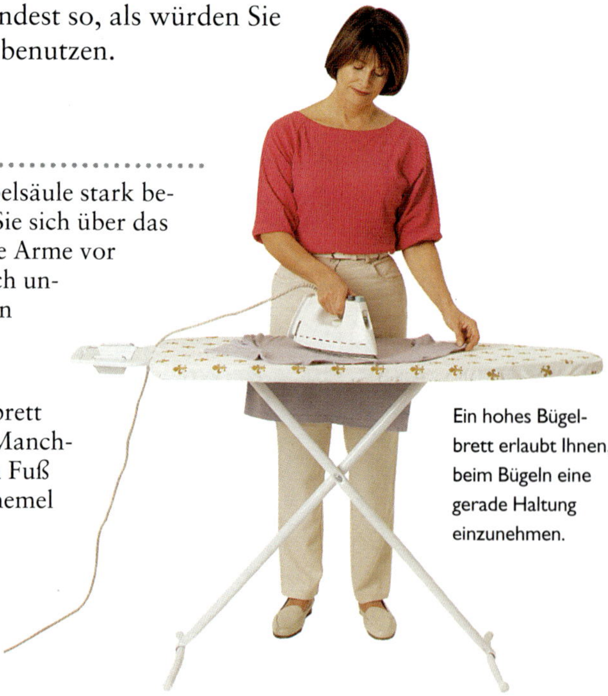

Ein hohes Bügelbrett erlaubt Ihnen, beim Bügeln eine gerade Haltung einzunehmen.

WÄSCHE WASCHEN

Man vergißt leicht, daß ein Korb voll nasser Wäsche ziemlich schwer sein kann. Beachten Sie also folgendes:

- Gehen Sie immer in die Knie, wenn Sie Wäsche in die Maschine geben oder sie herausnehmen.
- Geben Sie immer nur wenig Wäsche auf einmal in den Wäschekorb. Gehen Sie lieber ein paar Mal hin und her.
- Nehmen Sie immer nur ein paar Wäschestücke zum Aufhängen hoch. Achten Sie darauf, daß die Leine so niedrig hängt, daß Sie sich nicht strecken müssen.

STAUBSAUGEN

Selbst in den saubersten Haushalten wird Staubsaugen manchmal zur kräftezehrenden Angelegenheit. Unglücklicherweise muß man sich dabei ständig nach vorne beugen, was wiederum den Rücken verletzen kann. Verringern Sie die Gefahr durch folgende Maßnahmen:

- Verwenden Sie einen Staubsauger, mit dem Sie relativ aufrecht stehen können.
- Halten Sie den Staubsauger nahe am Körper, und holen Sie nicht zu weit aus, damit Sie sich möglichst wenig beugen müssen.
- Wechseln Sie öfter die Hände.
- Pausieren Sie häufig.

BETTENMACHEN

Auch beim Bettenmachen muß man sich häufig nach vorn beugen. Wenn Sie niemanden haben, der Ihnen dabei hilft, beachten Sie folgende Regeln, damit sich Ihr Rückenproblem nicht verstärkt:

- Schaffen Sie sich ein relativ hohes Bett an, damit Sie sich weniger bücken müssen (siehe Seite 86).
- Benutzen Sie Einziehdecken und Spannbettücher.
- Gehen Sie in die Knie, wenn Sie die Laken unterschlagen.
- Strecken Sie sich niemals über die ganze Bettbreite, um das Laken auf der gegenüberliegenden Seite unterzuschlagen. Stellen Sie Ihr Bett so, daß Sie es von jeder Seite aus erreichen können.
- Bestehen Sie darauf, daß alle Familienmitglieder ihr Bett selbst beziehen.

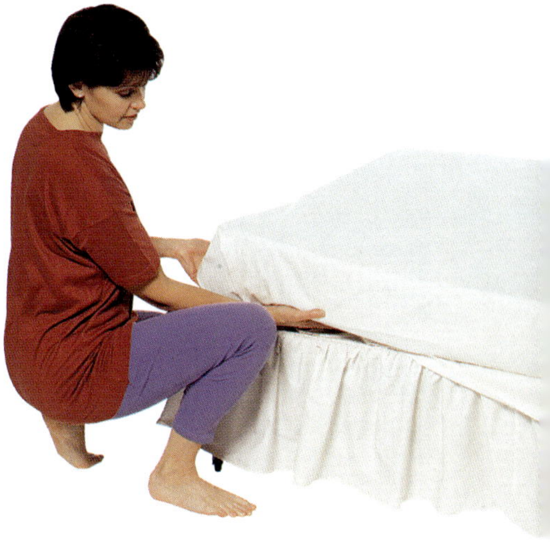

TIPS FÜRS BADEZIMMER

Wenn man sich morgens beeilen muß, um rechtzeitig zur Arbeit zu kommen, vergißt man leicht, seinen Rücken zu schonen, selbst wenn man spürt, daß er über Nacht steif geworden ist. Leider kann ein schlechter Start in den Tag zu stundenlangen Rückenschmerzen führen. Besonders wahrscheinlich ist dies, wenn Sie sich mit erhobenen Armen nach vorne beugen, um sich zu rasieren, die Haare zu waschen oder das Make-up aufzutragen. Versuchen Sie daher, sich morgens genügend Zeit zu nehmen, damit Sie vorsichtig agieren können.

WICHTIGE VERHALTENSREGELN

Am wichtigsten ist es, daß Sie im Bad immer daran denken, sich möglichst wenig zu beugen. Achten Sie zusätzlich auf folgende Punkte:

- Wenn möglich, sollten Sie lieber duschen als baden, denn beim Duschen muß man sich nicht beugen.
- Bringen Sie den Rasier- oder Make-up-Spiegel so an, daß Sie sich nicht „verrenken“ müssen, um sich richtig zu sehen. Kaufen Sie wenn nötig einen Spiegel mit ausziehbarer Halterung.
- Waschen Sie Ihre Haare nicht am Waschbecken, weil Sie sich dabei zu lange mit erhobenen Armen darüberbeugen müssen. Waschen Sie die Haare unter der Dusche, oder knien Sie am Badewannenrand.
- Ein warmes Bad kann sehr entspannend auf die Rückenmuskeln wirken. Achten Sie jedoch darauf, daß die Lendenwirbelsäule nicht zu sehr gekrümmt wird. Bei Schmerzen an der oberen Wirbelsäule und am Hals kann ein Badewannenkissen helfen.
- Seien Sie vorsichtig, wenn Sie aus der Wanne steigen. Stehen Sie zuerst vollständig auf, und steigen Sie dann heraus, denn sonst machen Sie gleichzeitig eine Zieh- und Drehbewegung. Hilfreich sind auf halber Höhe angebrachte Handläufe. Eine Badewannenmatte bewahrt Sie vor dem Ausrutschen.
- Wenn Sie die Füße abtrocknen, setzen Sie sich hin, und ziehen Sie jeden Fuß auf den Schoß. Wenn dies für Sie nicht möglich ist, trocknen Sie die Füße mit einem Fön. Beugen Sie sich nicht zu den Füßen hinunter.
- Auch das Putzen der Wanne belastet Ihren Rücken. Lassen Sie also entweder eine andere Person das Bad säubern, oder, wenn dies nicht möglich ist, knien Sie sich so nahe wie möglich an den Wannenrand. Verwenden Sie ein Putzspray oder einen Schaumreiniger, den Sie mit der Brause wegspülen.
- Verwenden Sie keine ölhaltigen Badezusätze, weil durch sie die Wanne schlüpfrig wird und die Sturzgefahr zunimmt. Außerdem läßt sich die Wanne schwerer reinigen.

BESCHWERDEN VORBEUGEN

Mit einigen einfachen Maßnahmen läßt sich vermeiden, daß sich Rückenschmerzen verschlimmern oder überhaupt erst auftreten. Achten Sie auf Ihre Haltung – im Sitzen wie im Stehen. Sorgen Sie dafür, daß Ihr Rücken bei der Arbeit nicht mehr als nötig belastet wird. Wenn Sie Bewegungen ausführen müssen, die Ihren Rücken stark beanspruchen – z.B. etwas Schweres hochheben oder Unkraut jäten –, tun Sie dies auf rückenschonende Weise. In diesem Kapitel wird erläutert, warum solche vorbeugenden Maßnahmen so wichtig sind und wie man sie erlernt. Außerdem wird erklärt, welchen Einfluß Ihr Körpergewicht, Ihre Fähigkeit, sich zu entspannen, und Ihre Schlafgewohnheiten auf die Gesundheit Ihres Rückens haben.

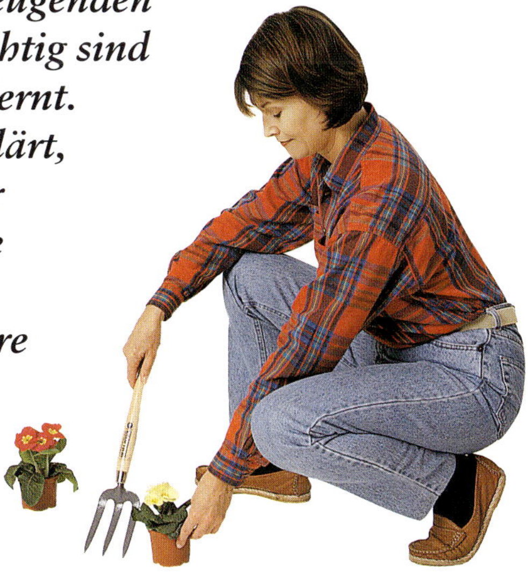

WAS IST GUTE HALTUNG?

Von der Art, wie Sie stehen, gehen und sitzen, hängt die Gesundheit Ihres Rückens ab. Eine schlechte Haltung ist der häufigste Grund für Rückenbeschwerden. Sie verursacht frühzeitigen und oft nicht mehr zu behebenden Verschleiß von Knochen und Gelenken der Wirbelsäule, außerdem Muskelverspannungen und verkürzte oder auch überdehnte Bänder. Die Folge sind Rückenschmerzen. Das Beste, was Sie für Ihren Rücken tun können, ist deshalb, eine korrekte Körperhaltung zu erlernen. Das kann allerdings schwierig sein. Man kann sich an eine schlechte Haltung so sehr gewöhnt haben, daß die richtige zunächst unnatürlich und unbequem erscheint. Es dauert sicher eine Weile, bis Ihnen die korrekte Haltung wirklich in Fleisch und Blut übergegangen ist. Wir alle neigen dazu, in unsere alten Gewohnheiten zurückzufallen; den ganzen Tag „Haltung zu bewahren“, kann am Anfang schwierig sein.

SCHLECHTE HALTUNG

Hier sehen Sie zwei Beispiele für Körperhaltungen, die schlecht für den Rücken sind. Bei beiden werden die Muskeln der Wirbelsäule unnatürlich belastet; sie können sich zwischendurch nicht entspannen, verkrampfen sich und verursachen Schmerzen. Die Bänder werden überlastet; schließlich werden auch die Bandscheiben in Mitleidenschaft gezogen. Die Abbildungen zeigen zwei auf den ersten Blick völlig unterschiedliche Körperhaltungen: die eine nachlässig und abgeschlafft, die andere übermäßig stramm. Beide schaden dem Rücken gleichermaßen.

4

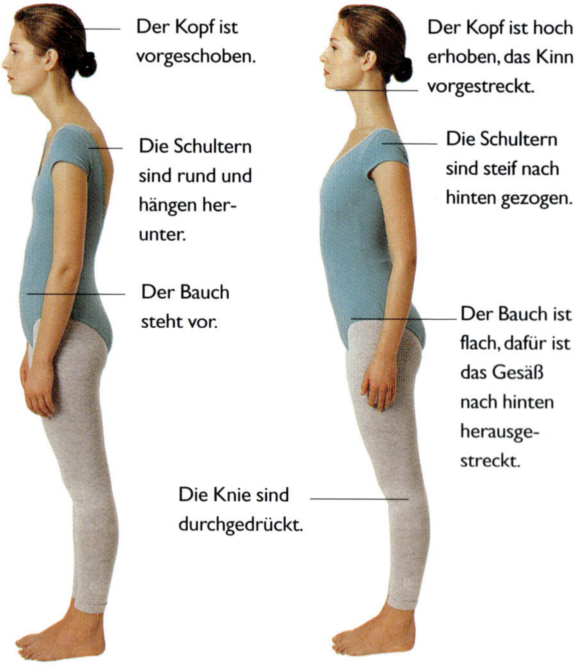

GUTE HALTUNG IM STEHEN

Eine gute Haltung bewirkt, daß jedes Gelenk der Wirbelsäule den ihm entsprechenden Anteil an Gewicht trägt und die Gelenkflächen gleichmäßig belastet sind. Die Muskeln sollten nur so stark angespannt sein wie nötig, die Wirbelsäule natürlich geschwungen (sie darf also weder ganz gerade sein, noch einen Buckel oder ein Hohlkreuz bilden). Um Ihre Haltung zu überprüfen, stellen Sie sich in Unterwäsche vor einen Spiegel, der Ihrer Körpergröße entspricht. Die richtige Haltung sieht so aus:

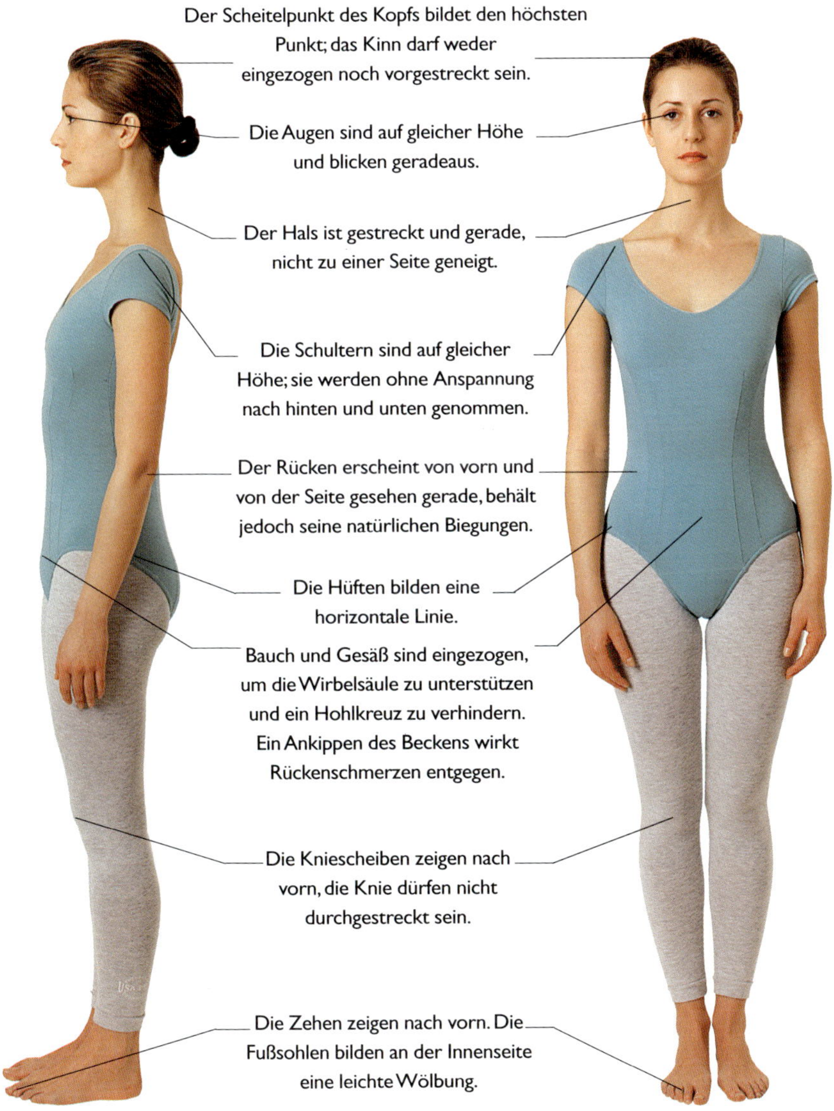

DIE HALTUNG VERBESSERN

Mit einiger Übung und Ausdauer lassen sich schlechte Haltungsgewohnheiten nach und nach ausmerzen. Schließlich kommt Ihnen die korrekte Haltung auch nicht mehr seltsam vor. Mit Hilfe der hier beschriebenen Übungen oder der Alexander-Technik (siehe Seite 108) werden Ihre Bewegungen flüssig und leicht.

ÜBUNGEN FÜR EINE BESSERE HALTUNG

- Stellen Sie sich in Unterwäsche vor einen Spiegel. Beginnen Sie mit den Übungen für die Füße, und arbeiten Sie sich langsam nach oben vor, wobei Sie die schon korrigierten Positionen beibehalten.
- Stellen Sie die Füße in Hüftbreite auseinander; die Zehen zeigen dabei nach vorn. Das Gewicht sollte gleichmäßig auf beiden Füßen und dort wiederum auf Ballen und Fersen verteilt sein.

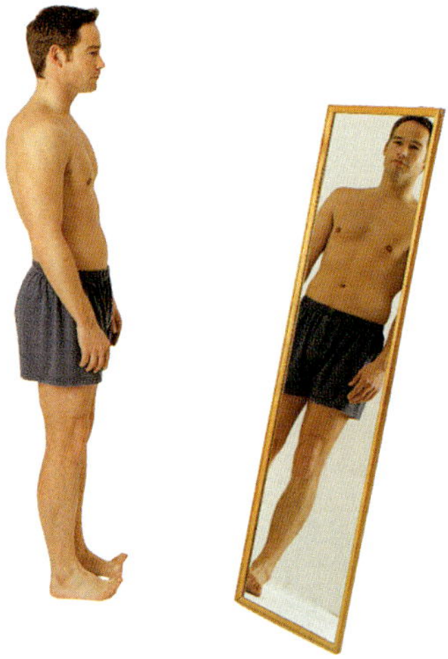

FÜSSE

1 Lehnen Sie sich leicht zurück. Fühlen Sie, wie sich Ihr Gewicht auf die Fersen verlagert. Neigen Sie sich nun wieder nach vorn. Spüren Sie die Gewichtsverlagerung zurück auf die Ballen.

2 Heben Sie Ihre Zehen vom Boden ab. Fühlen Sie, wie sich Ihr Gewicht gleichmäßig zwischen Ballen und Fersen verteilt; senken Sie die Zehen wieder.

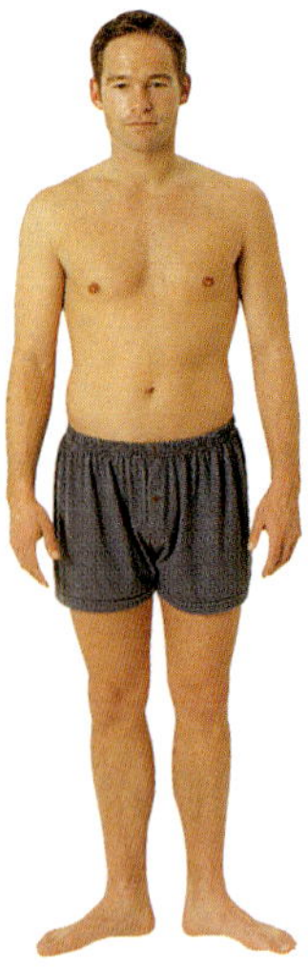

HÜFTE

1 Kippen Sie Ihr Becken nach hinten, dann nach vorn (siehe Übung auf Seite 30–31). Nach drei Wiederholungen halten Sie das Becken in der leicht nach vorn gekippten Position. Nun spannen Sie die Bauchmuskeln an; atmen Sie dabei aus. Nach einigen Wiederholungen lösen Sie die Spannung ein wenig; der Bauch bleibt dabei leicht eingezogen.

2 Drehen Sie Ihre Beine so, daß Knie und Zehen nach außen zeigen. Danach drehen Sie sie nach innen. Schließlich bringen Sie die Beine wieder in die neutrale Position mit nach vorne gerichteten Knien und Zehen. Dreimal wiederholen.

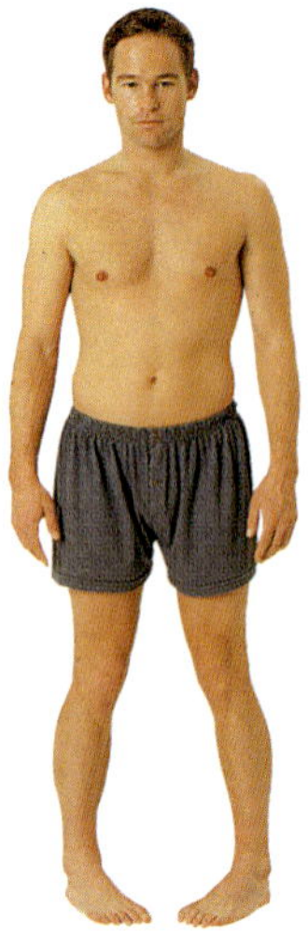

OBERKÖRPER

1 Atmen Sie tief ein. Der Brustkorb erweitert sich dabei nach oben und außen; die Schultern bewegen sich nach hinten und unten. Die Luft anhalten, bis drei zählen; wieder ausatmen, dabei entspannen. Nach drei Wiederholungen die Ausatmungsposition beibehalten.

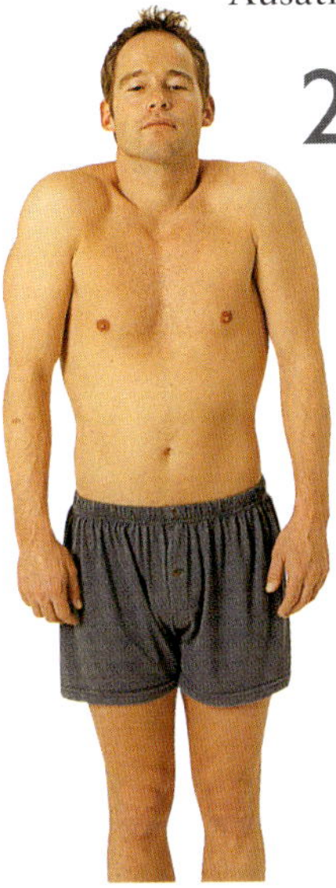

2 Ziehen Sie die Schultern kräftig nach oben. Halten und dabei bis drei zählen, dann wieder entspannen.

3 Ziehen Sie die Schultern so weit nach hinten, daß sich die Schulterblätter berühren.

4 Die Schultern nach vorn ziehen und den Rücken rund machen. Wiederholen und die Übung mit Position 3 beenden. Entspannen.

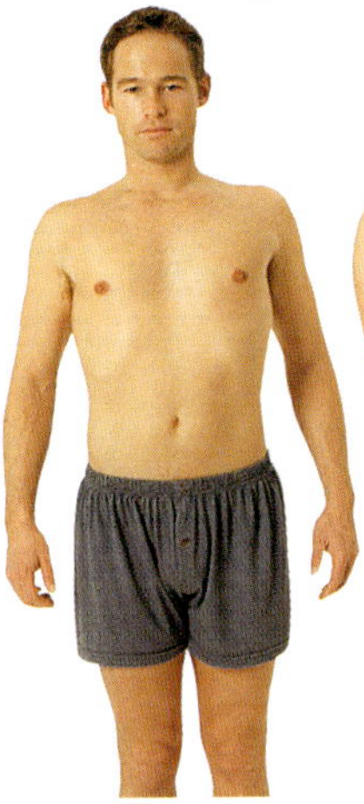

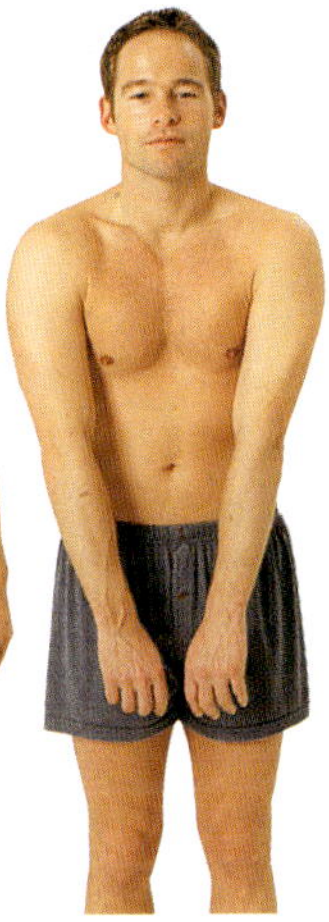

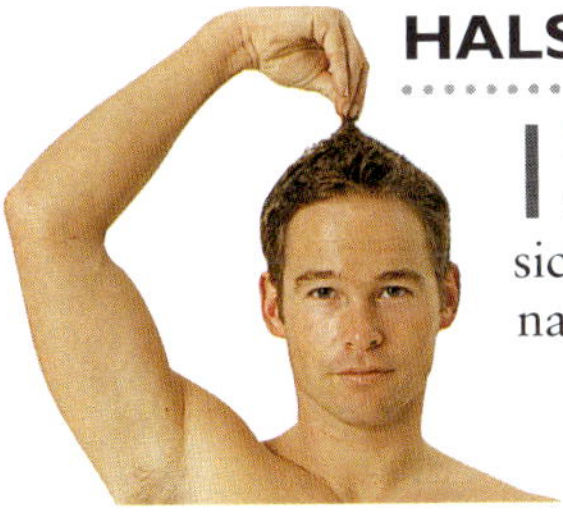

HALS UND KOPF

1 Machen Sie den Hals ganz lang, und ziehen Sie gleichzeitig das Kinn nach oben. Die Dehnung im Hals sollte sich anfühlen, als ob Sie jemand an den Haaren senkrecht nach oben zieht.

2 Lassen Sie den Kopf zurückfallen; das Kinn ist nach oben herausgestreckt. Führen Sie die Übung dreimal im Wechsel mit Phase 1 aus.

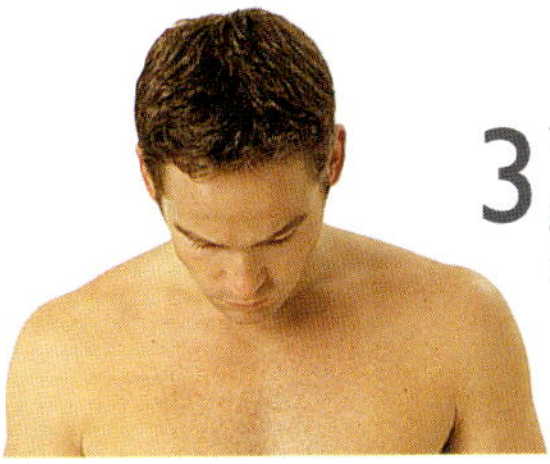

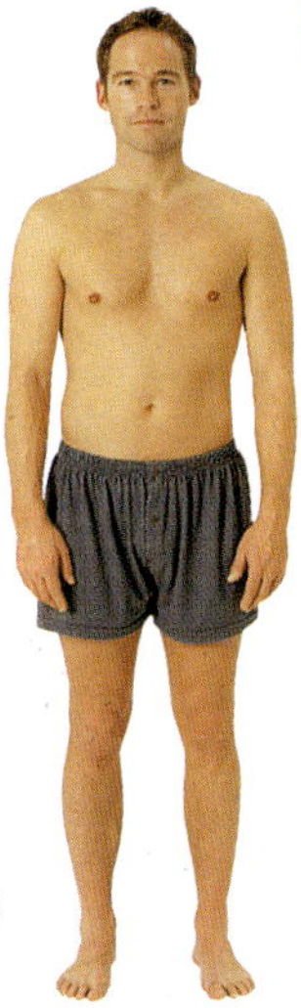

3 Wenn Sie den Hals das letzte Mal gestreckt haben, lösen Sie die Anspannung ein wenig, so daß das Kinn etwas weiter nach vorn kommt, der Scheitel aber immer noch der höchste Punkt ist.

4 Überprüfen Sie nun, ob alle anderen Körperteile noch in der richtigen Position sind; bleiben Sie noch ein paar Minuten so stehen. Wiederholen Sie die Übungen mehrfach am Tag, und korrigieren Sie Ihre Schwachpunkte immer wieder.

4

RICHTIGES SITZEN

Im Sitzen wird der untere Teil der Wirbelsäule bis zu zweieinhalbmal so stark belastet wie im Stehen; Menschen, die einen großen Teil des Tages im Sitzen verbringen, sind deshalb besonders anfällig für Rückenbeschwerden. Lehnt man sich beim Sitzen nach vorn, wird die Belastung noch größer. Deshalb ist es sehr wichtig, richtig zu sitzen: aufrecht mit geradem Rücken, so daß das Gewicht gleichmäßig auf Hüften und Becken verteilt ist.

DER KORREKTE SITZWINKEL

Idealerweise sollte die Sitzfläche um etwa 5 Grad nach vorn geneigt sein, so daß ein Teil des Gewichtes von den Hüften auf Oberschenkel und Knie verlagert wird. Es sind verschiedene rückenfreundliche Stühle und Keilkissen im Handel; viele davon sind allerdings teuer. Mit etwas Übung und einigen einfachen Hilfsmitteln können Sie auch auf Ihren eigenen Stühlen ziemlich rückenschonend sitzen.

Nach unten gerichtete Kraft

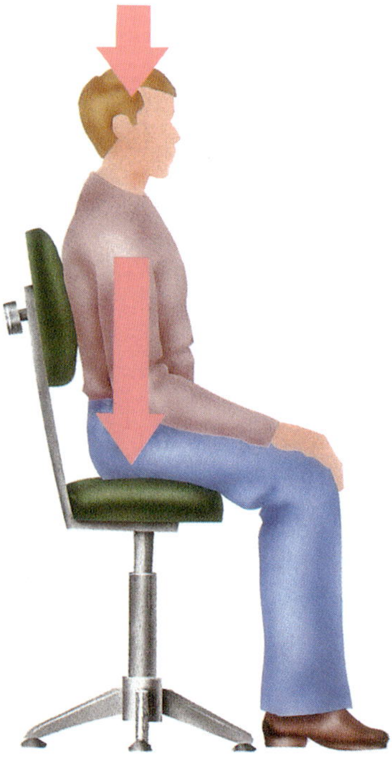

Falsche Sitzposition

Nach unten gerichtete Kraft

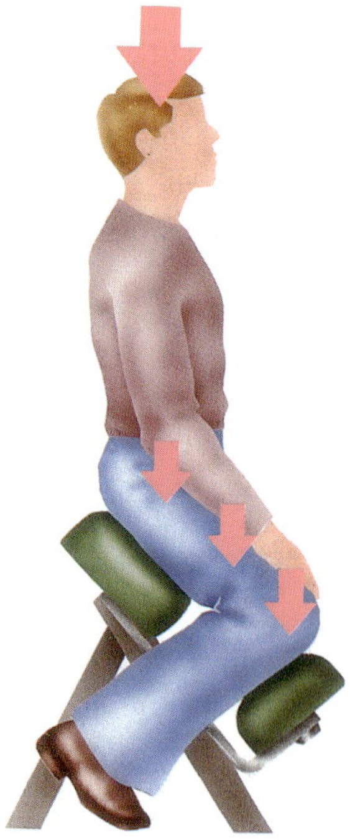

Richtige Sitzposition

DIE RICHTIGE SITZPOSITION

■ Setzen Sie sich weit nach hinten auf den Stuhl, so daß Ihr Gewicht auf Gesäß und Oberschenkel verteilt ist und nicht auf dem Kreuzbein lastet.

■ Die Oberschenkel sollten parallel zum Boden sein, die Knie auf gleicher Höhe wie die Oberschenkel oder etwas niedriger. Die Unterschenkel sollten jeweils einen rechten Winkel mit den Füßen bilden. Die Beine sollten nicht übereinandergeschlagen werden, weil sich dabei die Wirbelsäule verdreht. Läßt sich diese Haltung nicht vermeiden, wechseln Sie immer wieder die Seite.

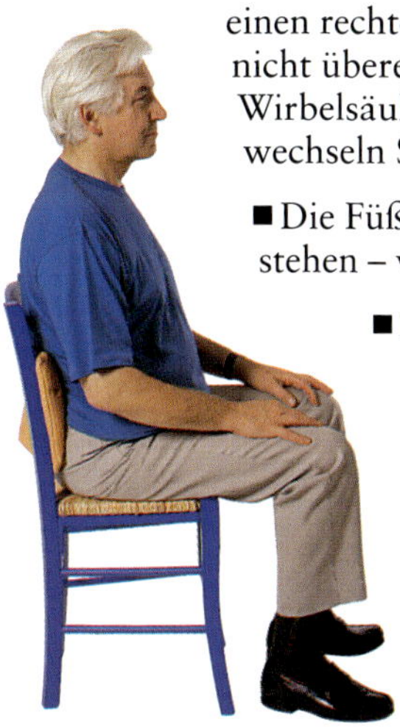

■ Die Füße sollen nicht herunterhängen, sondern auf dem Boden stehen – wenn möglich, hüftbreit auseinander.

■ Der Rücken muß gerade sein und benötigt im unteren Bereich eine Stütze. Falls der Stuhl nicht entsprechend konstruiert ist, hilft eine Schaumstoffrolle, ein kleines längliches Kissen oder ein zusammengerolltes Handtuch.

■ Die Schultern sollen locker nach hinten und unten genommen werden. Unterstützung für die Schultern ist nicht unbedingt notwendig.

■ Halten Sie Ihren Kopf gerade, nicht vorgestreckt.

WAS SIE VERMEIDEN SOLLTEN

■ Weiche Sessel – hier hilft ein Brett unter der Sitzfläche.

■ Schalensessel – durch ihre gerundete Form sitzt man fast automatisch mit gebogener Lendenwirbelsäule.

■ Tiefe Sessel, in denen man sich weder richtig anlehnen noch Unterschenkel und Füße im rechten Winkel halten kann.

■ Zu hohe oder zu niedrige Sitzmöbel, in denen man die Füße nicht aufstellen kann oder in denen die Oberschenkel höher liegen als die Hüften. Beim Aufstehen von einem niedrigen Stuhl wird die Wirbelsäule besonders stark belastet.

■ Den Fernseher so niedrig zu stellen, daß man nach unten sehen muß, oder so leise, daß man sich nach vorne lehnen muß, um etwas zu hören.

■ Ein Buch oder eine Zeitung so zu halten, daß man beim Lesen nach unten sehen muß. Heben Sie Buch oder Zeitung an, oder legen Sie Kissen darunter.

■ Zu langes Sitzen; stehen Sie etwa alle 30 Minuten auf, strecken Sie sich dreimal, und gehen Sie ein wenig im Zimmer umher. Wenn Sie fernsehen, nutzen Sie dafür die Werbepausen. Falls Sie wirklich nicht aufstehen können, machen Sie wenigstens ein paar Beckenübungen im Sitzen (siehe Seite 56–57).

4

DER ARBEITSPLATZ

Die sitzende Lebensweise, zu der viele Menschen durch ihre Bürotätigkeiten gezwungen sind, ist schlecht für den Rücken. Wie Büromöbel konstruiert und aufgestellt sind, ist deshalb genauso wichtig wie die richtige Haltung im Sitzen. Nicht jeder Arbeitgeber kann sich das neueste ergonomische Design leisten. Und wer zu Hause arbeitet, wird sich meist mit dem arrangieren müssen, was er bereits hat. Aber ganz gleich, unter welchen Bedingungen Sie arbeiten: Versuchen Sie auf jeden Fall, Ihren Arbeitsplatz so zu gestalten, daß Ihr Rücken so wenig wie möglich belastet wird.

ALLGEMEINE MASSNAHMEN

- Wenn Sie längere Zeit am Schreibtisch arbeiten müssen, schaffen Sie sich möglichst eine leicht geneigte Arbeitsplatte an, wie Zeichner und Architekten sie benutzen.

- Wechseln Sie möglichst zwischen unterschiedlichen Arbeiten ab, damit Sie nicht zu lange in der gleichen Position verbringen.

- Wenn Sie in Ihrem Beruf viel sitzen müssen, machen Sie zum Ausgleich vor und nach der Arbeit einige Übungen. Strecken Sie sich nach dem Aufstehen (siehe Seite 46–51), gehen Sie ein Stück des Arbeitsweges zu Fuß, oder machen Sie abends einen kurzen, zügigen Spaziergang.

EIN HÄUFIGER FEHLER

Klemmen Sie nie den Telefonhörer zwischen Ohr und Schulter. Sie belasten dabei die Halsmuskulatur und verursachen Verspannungen auf der Seite, auf der Sie den Hörer halten. Eine Behandlungsmöglichkeit ist die Auslöserpunkte-Therapie (siehe Seite 32–33). Sie ist jedoch schmerzhaft und sollte deshalb besser vermieden werden.

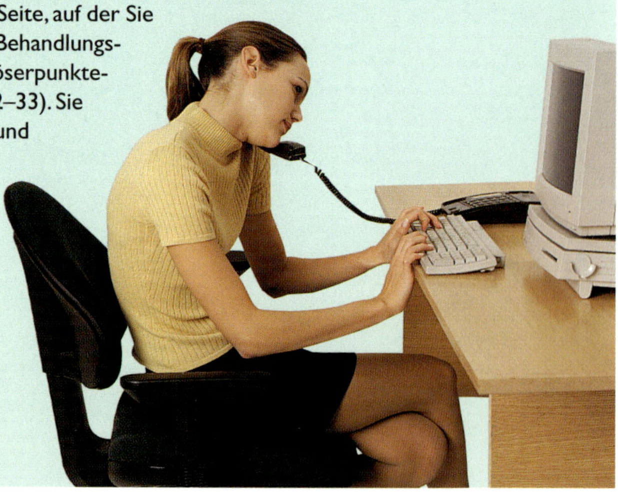

ARBEITEN AM COMPUTER

Es gibt keinen Stuhl, der für jeden Körperbau geeignet ist. Achten Sie darauf, daß Höhe und Neigung der Sitzfläche sowie die Lehne verstellbar sind. Auch wenn Sie bequem sitzen, sollten Sie immer wieder eine Pause einlegen: aufstehen, ein paar Schritte gehen und sich fünf- oder sechsmal strecken.

■ Die Rückenlehne des Stuhls sollte senkrecht stehen und körpergerecht geformt sein oder eine Stütze speziell für den Lendenbereich haben. Sie sollte hoch genug sein und die Schultern in ihrer ganzen Breite unterstützen.

■ Wenn Sie längere Zeit getippt haben, lockern Sie Ihre Finger und lassen die Handgelenke in beide Richtungen kreisen. So lösen Sie Verspannungen in den Muskeln und Sehnen der Unterarme.

■ Das Zentrum des Bildschirms sollte sich in Augenhöhe befinden, damit Sie nicht nach unten sehen und dabei die Muskulatur von Nacken und oberem Rücken überanstrengen müssen. Wenn Sie den Bildschirm nicht auf ein Podest oder ein dickes Buch stellen können, kippen Sie ihn so, daß er leicht nach hinten geneigt ist.

■ Die Sitzfläche muß so hoch sein, daß die Füße auf dem Boden stehen und die Unterschenkel einen rechten Winkel mit den Füßen bilden.

■ Sie sollte aber tief genug sein, um die Oberschenkel gleichmäßig zu unterstützen.

■ Die Sitzfläche sollte horizontal stehen oder um etwa fünf Grad nach vorn geneigt sein.

■ Die Unterarme sollen zu den Händen hin leicht abfallen, so daß Sie die Hände beim Schreiben nicht anwinkeln müssen.

■ Wenn Sie die Ellenbogen im rechten Winkel beugen und die Oberarme am Körper halten, sollte der Schreibtisch etwas niedriger sein als Ihre Unterarme. Außerdem sollten Sie sich nicht vorbeugen müssen, um die Tastatur zu erreichen.

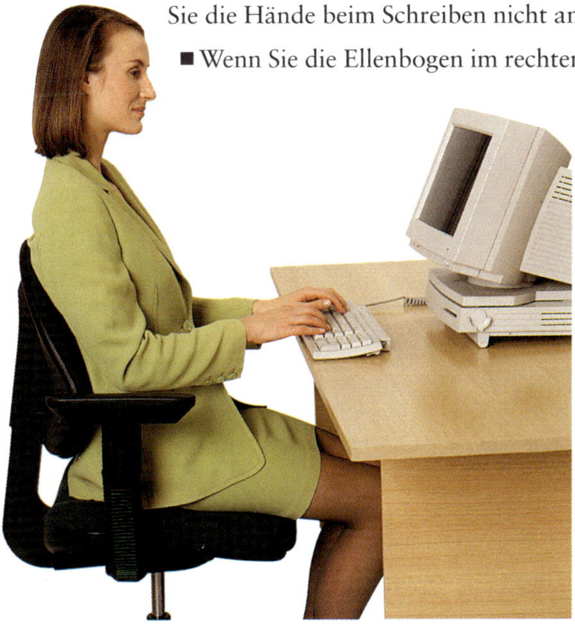

■ Rücken Sie so dicht an den Tisch heran, daß Ihr Bauch fast die Tischkante berührt. Möglicherweise brauchen Sie für die Arbeit am Computer einen tieferen Schreibtisch.

RICHTIGES HEBEN

Die meisten Rückenverletzungen werden durch falsches Heben ausgelöst. Man neigt dazu, beim Hochheben oder Absetzen von Lasten statt der kräftigen Beinmuskulatur die vergleichsweise schwachen Rückenmuskeln zu benutzen. Richtig wäre, den ganzen Körper einzusetzen – nicht nur den Rücken und die Arme. Bewegen Sie sich dabei ruhig und gleichmäßig, keinesfalls ruckartig. Sonst können Sie sich, falls Ihr Rücken bereits vorgeschädigt ist, schon durch das Anheben eines geringen Gewichts schwerwiegende Verletzungen zuziehen.

WARUM ES PROBLEME BEIM HEBEN GIBT

Heben verursacht meist dann Probleme, wenn der Rücken schon geschädigt ist. Schwache Muskeln und Bänder, Muskelverspannungen und ungleichmäßige Belastung sowie Verschleißerscheinungen (Arthrose) an der Wirbelsäule können Schmerzen beim Heben auslösen. Zu den direkten Ursachen zählen:

- Drehbewegungen beim Anheben – auch wenn Sie nur nach einem Brief greifen.
- Anheben eines unerwartet schweren Gegenstandes.
- Eine falsche Hebetechnik.
- Die Last nicht vor dem Körper, sondern seitlich hochzuheben.
- Schwere Gegenstände vom Körper entfernt anzuheben – etwa beim Ausladen des Kofferraums. Dabei wird die Wirbelsäule zehnmal stärker belastet, als wenn Sie das Gewicht dicht am Körper tragen.
- Schwere Gegenstände auf einer Seite zu tragen.

TIPS FÜR RICHTIGES HEBEN

- Wenn Sie etwas Schweres tragen, drücken Sie es mit geradem Rücken und leicht nach vorn gekipptem Becken dicht an sich.
- Tragen Sie eine Last niemals nur auf einer Seite. Besser ist es, sie in zwei gleich schwere Lasten aufzuteilen.
- Verfahren Sie beim Absetzen und beim Anheben gleichermaßen: Gehen Sie – mit geradem Rücken – mit einem Bein vorgestellt in die Knie.
- Stehen Sie nach dem Absetzen der Last vorsichtig auf – in diesem Moment ist die Verletzungsgefahr durch ruckartige Drehbewegungen am größten.

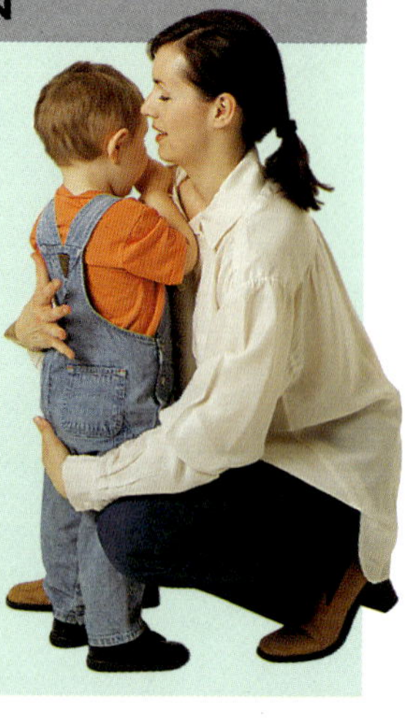

DIE RICHTIGE HEBETECHNIK

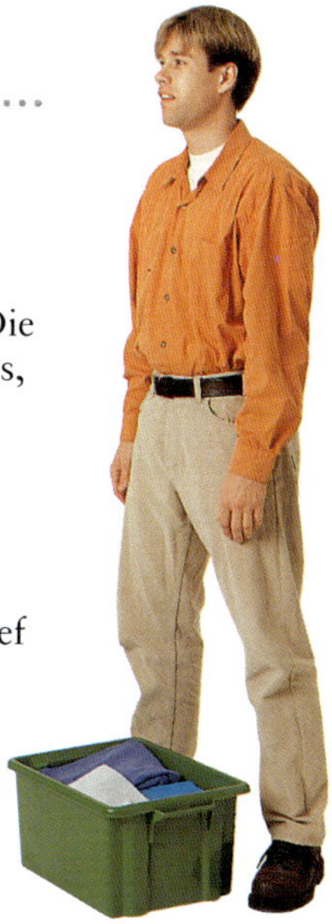

1 Testen Sie vorsichtig, wie schwer der anzuhebende Gegenstand ungefähr ist.

2 Stellen Sie sich so nah wie möglich an den Gegenstand. Die Füße stehen dabei am besten zu beiden Seiten des Objekts, nicht dahinter oder auf einer Seite.

3 Sie stehen sicherer, wenn Sie einen Fuß leicht vorstellen.

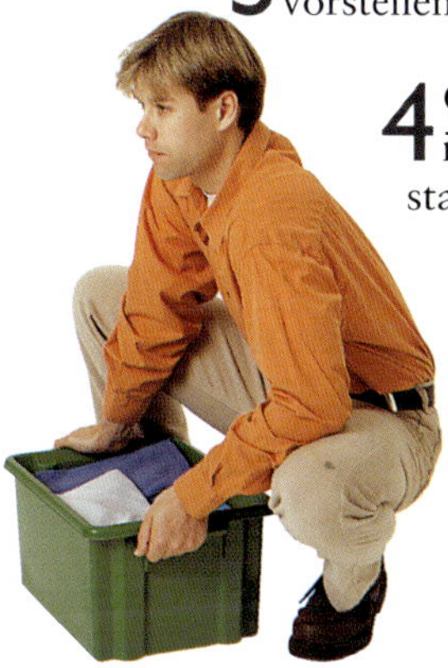

4 Gehen Sie mit geradem Rücken so tief in die Hocke, daß sich der Gegenstand zwischen Ihren Beinen befindet.

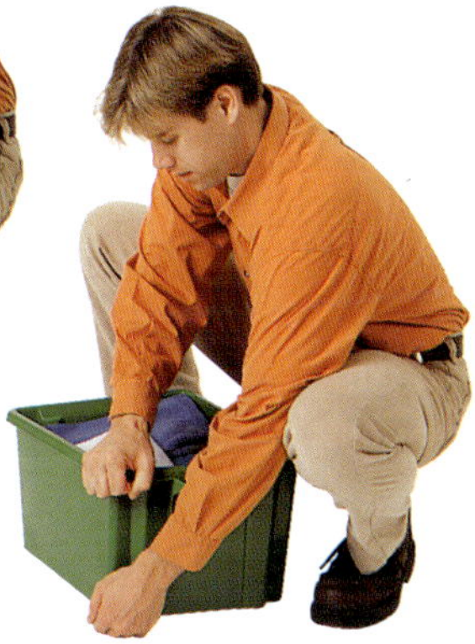

5 Nun schieben Sie eine Hand unter die Last, während Sie sie mit der anderen halten. Sehr schwere oder unhandliche Gegenstände heben Sie zunächst an einer Ecke vorsichtig an.

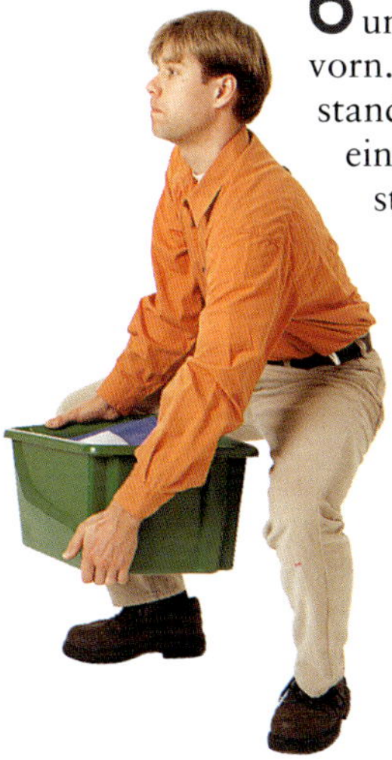

6 Halten Sie den Rücken gerade, und lehnen Sie sich leicht nach vorn. Jetzt heben Sie den Gegenstand an, indem Sie die Beine in einer einzigen flüssigen Bewegung strecken. Das Gewicht bleibt stets dicht am Körper.

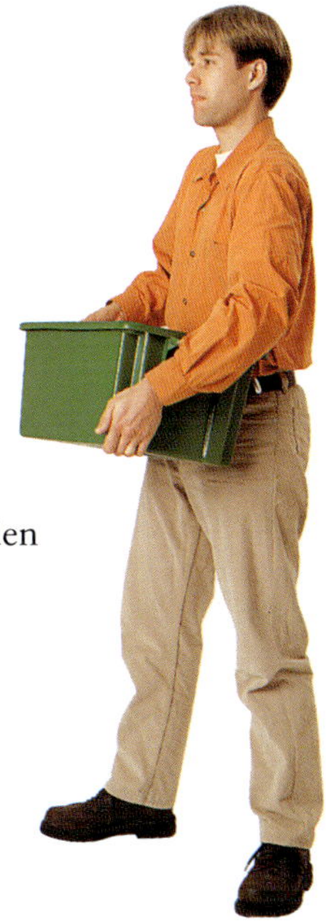

7 Sie sollten niemals gleichzeitig heben und sich drehen! Beenden Sie zunächst den Hebevorgang, und drehen Sie dann den gesamten Körper in die gewünschte Richtung.

GARTENARBEIT

Der Garten ist für alle Menschen mit Rückenbeschwerden oder auch nur mit schwacher Kondition eine besondere Gefahrenzone. Einen Garten in Schuß zu halten bedeutet Bücken, Arbeiten in der Hocke, Hochheben und Tragen von Lasten. Diese Tätigkeiten belasten den Rücken ganz erheblich. Außerdem führt man oft über Stunden die gleichen Bewegungen aus – sei es nun Heckenschneiden, Umgraben, Mähen oder Unkrautjäten. Verschlimmert wird die Situation dadurch, daß die meisten Leute sehr unregelmäßig im Garten arbeiten. Achten Sie daher bei der Gartenarbeit ganz besonders auf Ihren Rücken.

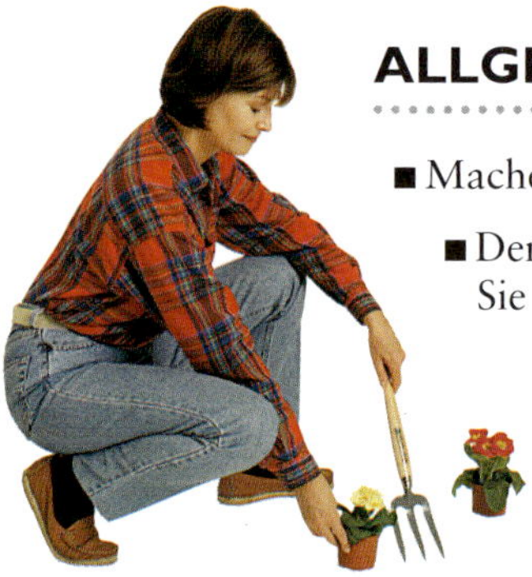

ALLGEMEINE MASSNAHMEN

- Machen Sie vor der Gartenarbeit Dehnungsübungen.
- Denken Sie an die Regeln für richtiges Heben: Beugen Sie die Knie, nicht den Rücken!
- Arbeiten Sie gemächlich; machen Sie regelmäßig Pausen und Dehnungsübungen.
- Graben Sie nicht, wenn der Boden hart oder naß ist.
- Graben Sie nicht das ganze Beet auf einmal um. Erledigen Sie zwischendurch andere Arbeiten.

4

- Benutzen Sie Gartengeräte mit langem Stiel und rückenfreundliche Spezialspaten.
- Knien Sie beim Pflanzen oder Unkrautjäten auf einem Polster, seien Sie so dicht wie möglich am Boden.
- Seien Sie besonders vorsichtig, wenn Sie Zweige über Ihrem Kopf abschneiden – sogar leichte Werkzeuge belasten den Rücken, wenn sie mit erhobenen Armen benutzt werden.
- Gießen Sie lieber mit dem Gartenschlauch als mit der Gießkanne. Wenn das nicht möglich ist, füllen Sie die Kanne nur halb.

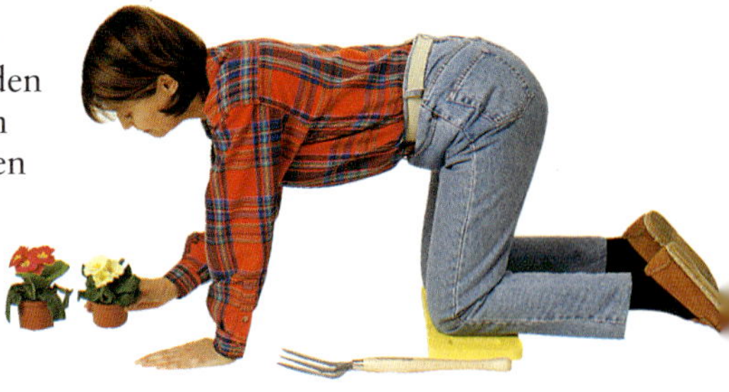

- Halten Sie Ordnung in Ihrem Geräteschuppen, so daß Sie ohne Verrenkungen an Ihre Gartengeräte kommen.
- Bewahren Sie Säcke mit Kompost und anderen Materialien im Schuppen auf, und transportieren Sie, was Sie gerade brauchen, in kleinen Behältnissen.

GRABEN OHNE ÜBERANSTRENGUNG

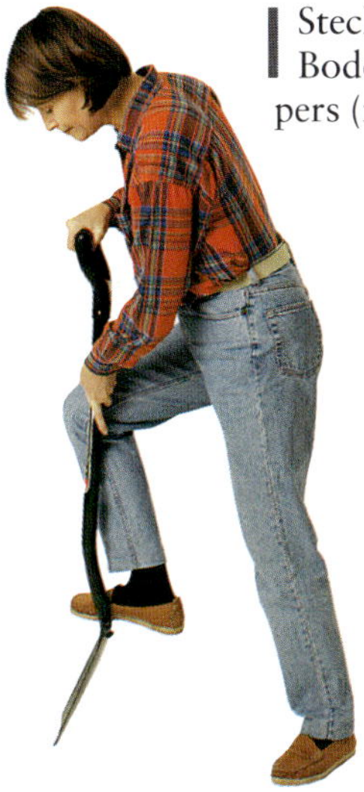

1 Stechen Sie den Spaten dicht vor Ihrer Fußspitze in den Boden. Drücken Sie ihn mit dem Gewicht Ihres ganzen Körpers (nicht mit Muskelkraft) tiefer in den Boden.

2 Gehen Sie ein wenig in die Hocke; fassen Sie den Stiel nahe am Metall. Hebeln Sie nun die Erde heraus, und lassen Sie sie auf den Boden zurückgleiten, indem Sie den Spaten seitlich ankippen (ohne ihn dabei wesentlich hochzuheben). Nehmen Sie immer nur kleine Mengen Erde – das dauert zwar länger, ist aber weniger riskant für den Rücken.

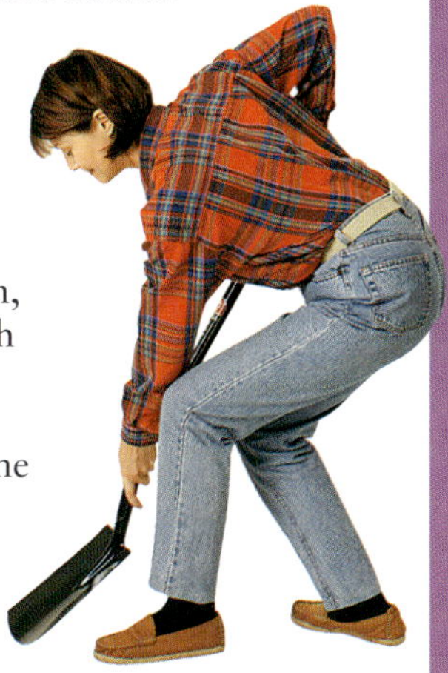

SCHUBKARREN

Schubkarren sind für Leute mit Rückenproblemen besonders riskant. Eine Last vor dem Körper anzuheben und gleichzeitig zu schieben bedeutet eine enorme Belastung für die Wirbelsäule.

■ Kaufen Sie eine leichte Schubkarre, und achten Sie darauf, daß der Schwerpunkt der Last über dem Rad und nicht nahe an den Griffen liegt.

■ Benutzen Sie die Karre nur auf ebenem, hartem Boden, auf dem sie nicht ständig seitlich wegzukippen droht.

■ Benutzen Sie die Schubkarre nur, wenn Sie unbedingt müssen. Viele Gartenabfälle lassen sich auch auf einer Plane oder in Müllbeuteln sammeln.

RASENMÄHER

Wenn Sie Rückenprobleme haben, sollten Sie einen leichten Motorrasenmäher mit Elektrostart verwenden. Ungünstig sind Modelle, die von einer Seite zur anderen bewegt werden – die Kombination von Hebe- und Drehbewegung kann Ihrem Rücken zum Verhängnis werden.

■ Stehen Sie dicht am Mäher; stellen Sie die Höhe so ein, daß Sie sich nicht vorbeugen müssen.

■ Lassen Sie den Rasenmäher regelmäßig warten, damit er leicht anspringt – vor allem, wenn er durch ein Anlasserseil gestartet wird.

■ Wenn Sie einen Handmäher benutzen müssen, schieben Sie ihn nur – das ist weniger gefährlich als Ziehen.

GEWICHT UND RÜCKEN

Kein Zweifel: Übergewicht schadet dem Rücken. Überschüssiges Fett nützt dem Körper überhaupt nichts. Anders als kräftige Muskeln, die die Gelenke in ihrer Funktion unterstützen und so entlasten, bedeutet Fett für sie nichts als eine weitere Last. Dies macht sich besonders im unteren Rückenbereich und an den Hüftgelenken nachteilig bemerkbar. Die zusätzliche Bürde verstärkt nicht nur den Gelenkverschleiß – mit der Folge, daß frühzeitig Arthrose auftritt –, der Rücken wird auch anfällig für vielerlei Beschwerden, darunter Bänder- und Bandscheibenprobleme.

WIE SICH ÜBERGEWICHT AUSWIRKT

Bei Übergewichtigen, vor allem bei Männern, ist der größte Teil des Extragewichts am Bauch deponiert. Das schwächt die Bauchmuskulatur, und sie kann die Wirbelsäule nicht mehr richtig unterstützen. Dadurch wird diese anfälliger für Verletzungen. Die Bauchmuskulatur unterstützt normalerweise die Wirbelsäule bei anstrengenden Tätigkeiten wie Heben oder Tragen. Werden die Bauchmuskeln angespannt, steigt der Druck in der Bauchhöhle, so daß der Bauch einen Teil der Last übernimmt.

STIMMT IHR GEWICHT?

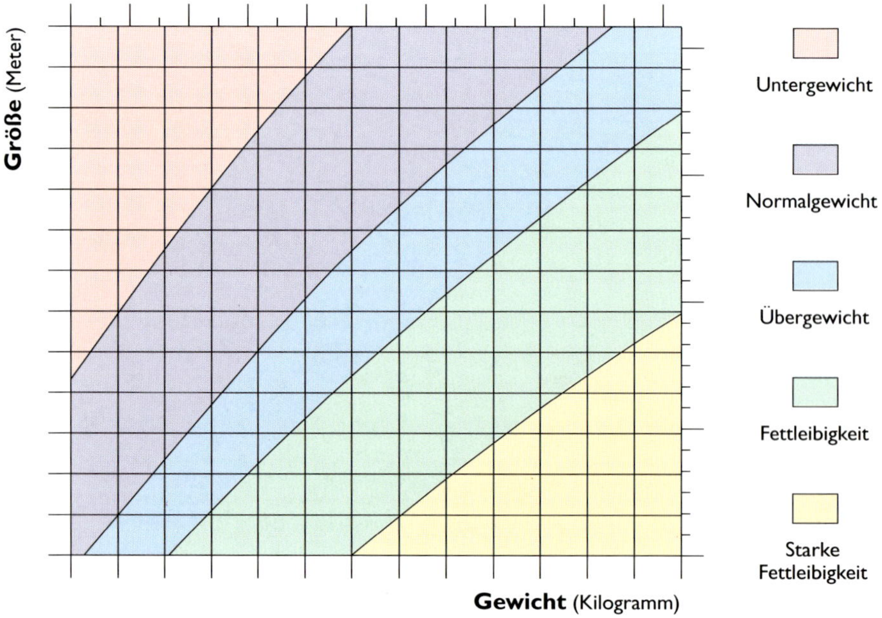

4

ÜBERGEWICHT UND WIRBELSÄULE

Übergewicht kann eine Reihe von negativen Auswirkungen auf die Wirbelsäule haben:

- Schlechte Haltung mit Hohlkreuz oder Rundrücken. Das Gewicht lastet nicht mehr zentral auf den Bandscheiben bzw. Wirbeln.
- Vorzeitiger Gelenkverschleiß als Folge der Überlastung.
- Zusammengedrückte Bandscheiben mit erhöhtem Risiko für einen Bandscheibenvorfall. Sie verlieren auch ihre Wirkung als Stoßdämpfer.
- Infolge der flachen Bandscheiben werden die kleinen Zwischenwirbelgelenke zu fest aufeinandergepreßt. Durch die starke Reibung bei jeder Bewegung können sie sich entzünden und Schmerzen verursachen.
- Bei Abnutzungserscheinungen der Wirbelsäule und schwacher Bauchmuskulatur ist die Wirbelsäule für das Heben von Lasten nicht mehr stabil genug. Tut man es trotzdem, riskiert man akute Rückenprobleme.

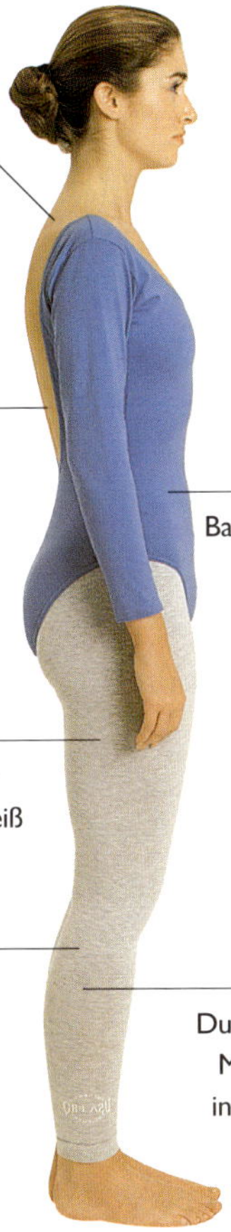

KÖRPERBAU UND GESUNDER RÜCKEN

Ob Menschen mit einem bestimmten Körperbau anfälliger für Rückenbeschwerden sind als andere, ist umstritten. Mit zwei möglichen Ausnahmen scheint der Körperbau weit weniger entscheidend zu sein als Körpergewicht und Haltung:

- Sehr große Männer, egal ob schlank oder übergewichtig, scheinen etwas anfälliger für Rückenprobleme zu sein. Ursache dürfte aber auch hier eher das häufige Beugen beim Gehen sein als die Körpergröße selbst.

- Ähnliches gilt auch für Frauen mit sehr großem Busen. Auch hier sind die Rückenprobleme wohl eher eine Folge der schlechten Haltung – oft versuchen diese Frauen, den Busen durch eine Krümmung des Oberkörpers zu verstecken.

GEWICHT REDUZIEREN

Wenn Sie unter Rückenbeschwerden leiden und übergewichtig sind, sollten Sie Ihr Gewicht durch vernünftige Ernährung und körperliche Bewegung senken. Unsere Nahrung liefert die für alle Körperfunktionen nötige Energie. Die Stoffwechselrate ist die Geschwindigkeit, mit der der Körper diese Energie verbraucht. Gewichtskontrolle ist hauptsächlich eine Frage des Gleichgewichts zwischen der Energiezufuhr und dem Energieverbrauch. Nehmen wir mehr Energie auf, als unser Körper braucht, wird die überschüssige Energie als Fett gespeichert, unser Gewicht steigt. Stellen wir unserem Körper nicht ausreichend Energie zur Verfügung, gleicht er dieses Energiedefizit aus, indem er die Fettdepots angreift. Das Gewicht sinkt.

WIE MAN GEWICHT VERLIERT

- Sie sollten nicht mehr als 1 kg pro Woche abnehmen.
- Ändern Sie, falls erforderlich, die Zusammensetzung Ihrer Nahrung. Die optimale Reduktionskost enthält viele naturbelassene Kohlenhydrate, etwas Eiweiß und kaum Fett.
- Überprüfen Sie Ihre Kalorienzufuhr. Frauen benötigen täglich durchschnittlich 1900 kcal, Männer 2350 kcal. Individuelle Unterschiede sind möglich. Sie sollten niemals weniger als 1000 bis 1500 kcal pro Tag aufnehmen.
- Machen Sie keine Radikaldiäten: Der Körper reagiert auf Hungern, indem er die Stoffwechselrate herabsetzt, so daß schließlich sehr wenig Nahrung zum Erhalt der Körperfunktionen genügt. Solche Diäten können zu schweren Mangelerscheinungen und Muskelabbau führen.
- Ändern Sie Ihre Eßgewohnheiten. Besser sind mehrere kleine Mahlzeiten am Tag – möglichst vier bis fünf – als eine oder zwei große Mahlzeiten.
- Wenn Sie zwischen den Mahlzeiten der Hunger überfällt, füllen Sie Ihren Blutzuckerspiegel auf, indem Sie komplexe Kohlenhydrate zu sich nehmen, z.B. eine Scheibe Vollkornbrot oder eine Banane. Meiden Sie Kuchen oder Schokolade.
- Richten Sie Ihre Mahlzeiten auf kleineren Tellern an. So wirken die Portionen genauso groß wie vor der Diät. Setzen Sie sich zum Essen an den Tisch.
- Vertrauen Sie keinen Schlankheitspillen und Wunderdiäten. Sprechen Sie mit Ihrem Arzt, bevor Sie solche Mittel einnehmen, vor allem, wenn Sie noch auf andere Medikamente angewiesen sind.
- Vielen Menschen fällt das Abnehmen in einer Gruppe, z.B. bei den Weightwatchers, leichter.
- Körperliche Bewegung, vor allem Ausdauertraining wie Joggen oder zügiges Gehen, regt den Stoffwechsel an und gehört daher zu jeder Gewichtsreduktion.

TIPS FÜR EINE GESUNDE ERNÄHRUNG

- Reduzieren Sie die Fettzufuhr. Bedenken Sie, daß rotes Fleisch viel unsichtbares Fett enthält.
- Schränken Sie Ihren Zuckerverbrauch ein.
- Essen Sie weniger raffinierte und chemisch veränderte Nahrung.
- Trinken Sie weniger Alkohol, denn er hat viele Kalorien.
- Reduzieren Sie Ihren Koffeinverbrauch, also Kaffee, Tee und Cola.
- Überprüfen Sie die Hinweise auf fett- oder zuckerarmen Lebensmitteln: Einige enthalten zwar wenig Fett, dafür aber viel Zucker, und umgekehrt.
- Essen Sie mindestens dreimal täglich Gemüse, aber kochen Sie es nicht zu lange.
- Essen Sie viel frisches Obst.
- Essen Sie viel Fisch, vor allem die fetteren Sorten.
- Essen Sie Vollkornprodukte. Achten Sie darauf, daß Ihre Nahrung genügend Ballaststoffe enthält.
- Trinken Sie mindestens zwei Liter Wasser pro Tag.

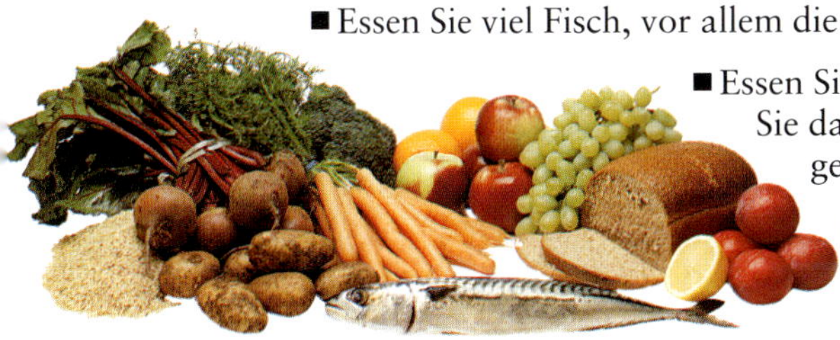

VORSICHTSMASSNAHMEN

Eine ungeeignete Diät kann die Gesundheit ebenso gefährden wie eine ungesunde Ernährung. Planen Sie Ihre Diät deshalb sorgfältig.

- Wenn Sie die Diät fortsetzen wollen, obwohl Sie Ihr Wunschgewicht erreicht haben, sprechen Sie unbedingt mit Ihrem Arzt. Es könnte sich eine Magersucht *(Anorexia nervosa)* oder Bulimie (Freß-Brechsucht) entwickeln. Beides sind schwere Erkrankungen, die behandelt werden müssen.
- Versuchen Sie nicht, so schnell wie möglich an Gewicht zu verlieren. Zwar verfügt der Körper über ausreichende Fettreserven, aus denen die benötigte Energie freigesetzt werden kann, aber auch der Mangel an anderen essentiellen Bestandteilen unserer Nahrung kann schwere Konsequenzen haben.
- In seltenen Fällen wird Übergewicht durch eine Erkrankung der Hypophyse, der Schilddrüse oder der Bauchspeicheldrüse verursacht. Ob dies bei Ihnen zutrifft, kann nur der Arzt feststellen.

ABNEHMEN SCHÜTZT

Von einer Gewichtsreduktion profitiert nicht nur der Rücken. Auch anderen schweren gesundheitlichen Problemen kann durch Abbau der Fettdepots vorgebeugt werden, z. B.:

- Herzkrankheiten,
- Schlaganfall,
- hoher Blutdruck,
- Diabetes,
- Osteoarthrose,
- Nieren- und Gallensteinproblemen.

ENTSPANNUNG

Bei Rückenbeschwerden fällt es oft schwer, sich zu entspannen sowie ausreichend Erholung und Schlaf zu finden. Wegen der Schmerzen verkrampfen sich die Muskeln, was wiederum Schmerzen auslöst: ein Teufelskreis. Meist ist man wegen der Rückenbeschwerden auch beunruhigt. Angst aber stimuliert die „Kampf- und Flucht-Reaktion" des Körpers. Die instinktive Antwort auf Bedrohungen war zu Zeiten unserer Vorfahren überlebenswichtig. Obwohl sie heute nicht mehr benötigt wird, sind wir körperlich immer noch auf diese Reaktion vorbereitet. Das Herz schlägt rascher, der Atem geht schneller, die Muskeln sind angespannt. Wenn Sie nicht lernen, sich zu entspannen, bekommen Sie mit der Zeit ein chronisches Streß-Syndrom. Der Streß verstärkt die Muskelanspannung, verringert die Flexibilität der Bänder und erhöht Ihr Schmerzempfinden. Der Teufelskreis schließt sich.

SIEBEN SCHRITTE AUF DEM WEG ZUR ENTSPANNUNG

Finden Sie heraus, welche Technik sich am besten für Sie eignet, sei es Massage, Meditation oder Visualisierung, oder befolgen Sie die hier aufgeführten Instruktionen. Körperliche Übungen vor einer Ruhepause helfen Ihnen, besser zu entspannen, denn die während des Trainings freigesetzten Endorphine reduzieren Schmerzen.

1 Tragen Sie lockere, bequeme Kleidung. Legen Sie sich auf eine Matte oder auf das Bett; dämpfen Sie das Licht. Geben Sie ein Kissen unter Ihre Knie, um so den Rücken zu entlasten. Stellen Sie sicher, daß Sie nicht gestört werden.

2 Schütteln Sie alle Gedanken ab. Atmen Sie dreimal durch die Nase ein. Atmen Sie vollständig aus. Entspannen Sie sich.

3 Spannen Sie die Muskeln eines Beines stark an. Zählen Sie bis fünf, lockern Sie die Spannung. Diese Übung dreimal wiederholen und zum anderen Bein wechseln.

4 Spannen Sie Ihre Gesäßmuskeln an. Zählen Sie bis fünf; lockern Sie die Spannung wieder. Spannen Sie Ihre Bauchmuskeln an, wieder bis fünf zählen; entspannen.

5 Spannen Sie die Armmuskulatur an; ballen Sie Ihre Hand zur Faust. Zählen Sie bis fünf, bevor Sie loslassen. Dreimal wiederholen und auf den anderen Arm wechseln.

6 Ziehen Sie Ihre Schultern so hoch wie möglich. Kurz halten, dann entspannen. Dreimal wiederholen.

7 Spannen Sie die gesamte Körpermuskulatur dreimal an; entspannen Sie wieder. Atmen Sie tief und langsam. Fühlen Sie, wie Ihr Körper tiefer sinkt. Versuchen Sie, die Gedanken beiseite zu schieben. Atmen Sie natürlich, gleiten Sie in einen Halbschlaf.

SCHLAF

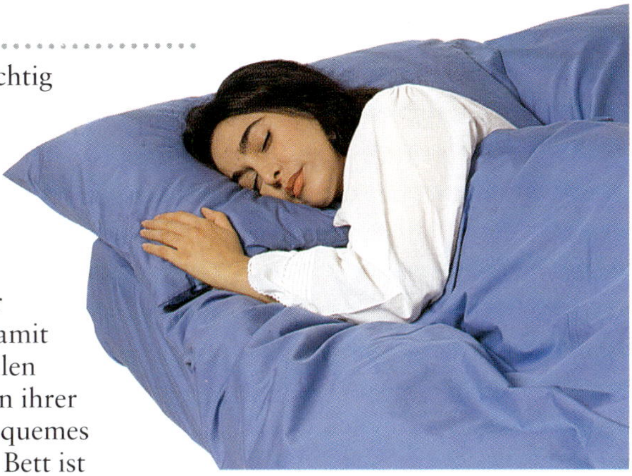

Schlaf ist für uns ebenso wichtig wie Entspannung. Jeder Mensch braucht unterschiedlich viel Schlaf, abhängig vom Lebensstil, von der Gesundheit und vom Alter. Bei Rückenschmerzen ist ausreichender Schlaf besonders wichtig, damit das geschädigte Gewebe heilen und die Wirbelsäule sich von ihrer Arbeit erholen kann. Ein bequemes und den Rücken stützendes Bett ist unverzichtbar (siehe Seite 88). Aber manchmal genügt dies als Garant für Schmerzfreiheit nicht. Versuchen Sie, ob Ihnen eine der unten beschriebenen Schlafpositionen hilft.

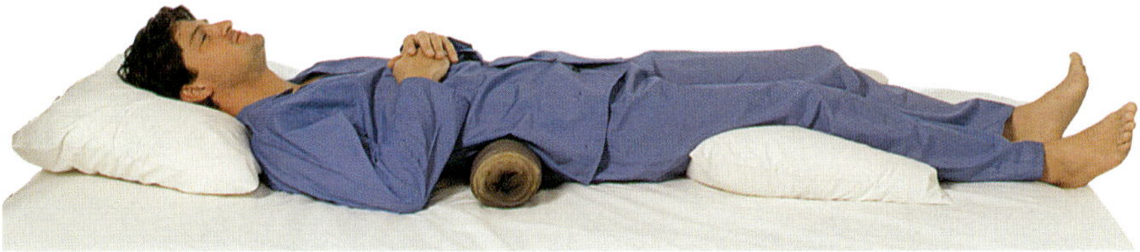

- Wenn Sie auf dem Rücken liegen, legen Sie ein Kissen unter die Knie, um die Wirbelsäule zu entlasten.
- Legen Sie eine heiße, in ein Handtuch eingewickelte Wärmflasche unter Ihren Rücken. Durch die Wärme entspannen sich Ihre Muskeln.
- Legen Sie nur ein Kissen unter Ihren Kopf; Ihr Hals sollte mit der restlichen Wirbelsäule eine gerade Linie bilden.
- Wenn Sie auf der Seite schlafen, halten Sie ein Kissen zwischen Ihren Knien. Damit verhindern Sie, daß das Becken nach vorne kippt. Versuchen Sie, den Brustkorb mit einem Keilkissen zu stützen.
- Schieben Sie ein kleines Kissen unter Ihre Taille.
- In Bauchlage legen Sie Kissen unter die Füße und den Bauch.

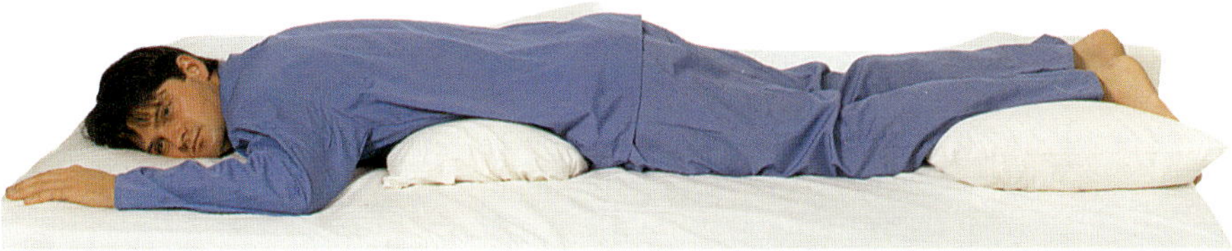

4

DAS RICHTIGE BETT

Bett und Matratze sind Anschaffungen für lange Jahre. Deshalb ist es wichtig, daß beide für Ihren Rücken geeignet sind – ob Sie nun Rückenbeschwerden haben oder nicht. Manche Betten werden als „orthopädisch" deklariert. Das bedeutet jedoch nicht unbedingt, daß so ein Modell auch das beste für Ihren Rücken ist, sondern meist nur, daß es teurer ist. Im allgemeinen bevorzugen Leute mit Rückenproblemen eine Matratze mit einzelnen Sprungfedern auf einer festen Unterlage. Wichtig ist, daß Sie das Bett testen, bevor Sie es kaufen. Jedes seriöse Geschäft wird Ihnen ein „Probeliegen" erlauben.

- Legen Sie sich in der Position auf das Bett, in der Sie normalerweise schlafen. Bleiben Sie so lange liegen, bis Sie sicher sind, daß es für Sie bequem ist.
- Stellen Sie fest, ob Sie sich leicht umdrehen können. Wenn Sie zu lange in derselben Position liegen, werden manche Bänder überdehnt und verlieren ihre Fähigkeit, die Wirbelsäule zu stützen.
- Wenn Ihr Partner sich in Größe oder Gewicht deutlich von Ihnen unterscheidet, dann testen Sie das Bett gemeinsam. Hier dürfte ein Bett mit zwei Matratzen verschiedener Härte die beste Lösung bieten.
- Die Unterlage der Matratze sollte fest und durchgängig sein oder aus einem Lattenrost bestehen; weiche oder elastische Unterlagen verkürzen die Lebensdauer der Matratze.
- Probieren Sie aus, ob die Höhe richtig ist. Sie sollten leicht ins Bett hinein- und wieder aus ihm heraussteigen können.
- Festgesteckte Decken behindern Ihre Bewegungen. Falls Sie nicht ohnehin schon eine Einziehdecke benutzen, versuchen Sie es einmal damit.

Zu weich

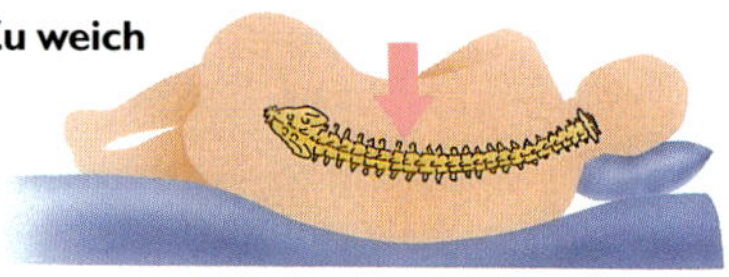

Ist die Matratze zu weich, hängt Ihre Wirbelsäule durch, und Sie können sich im Schlaf nicht umdrehen.

Zu hart

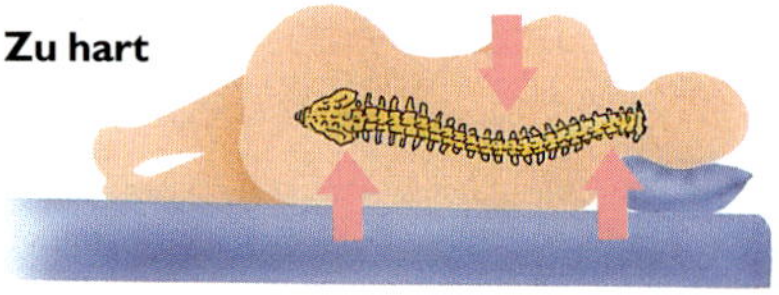

Eine zu harte Matratze gibt an Hüfte und Schulter nicht nach und unterstützt daher auch nicht die natürliche Krümmung der Wirbelsäule.

Richtig

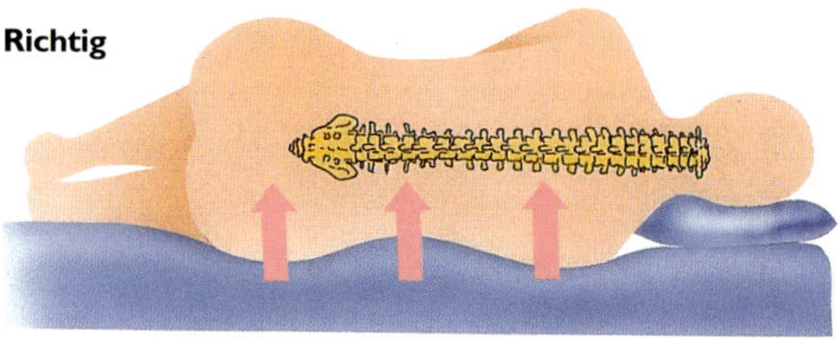

Die für Sie richtige Matratze ist hart genug, um Ihr Gewicht zu tragen, ohne daß Sie einsinken. Sie gibt an Hüfte und Schulter geringfügig nach, unterstützt die Wirbelsäule und erlaubt das Umdrehen während des Schlafens.

WEITERE FAKTOREN

Dieses Kapitel beschäftigt sich mit weiteren Faktoren, die sich auf Ihren Rücken auswirken können. Eine Schwangerschaft zum Beispiel stellt enorme Anforderungen an Ihren Rücken. Viele Fachbegriffe zur Beschreibung von Rückenproblemen werden im folgenden präzise definiert. Auf diese Weise sollen einige häufig auftretende Mißverständnisse beseitigt werden. Osteoarthrose zum Beispiel ist keine Krankheit, sondern ein Bestandteil des natürlichen Alterungsprozesses. Den Beginn dieses Prozesses können Sie jedoch hinauszögern, wenn Sie sich um Ihre Gesundheit im allgemeinen und um Ihren Rücken im besonderen kümmern. Auf den folgenden Seiten finden Sie viele Vorschläge, wie Sie Probleme vermeiden und Schmerzen lindern können.

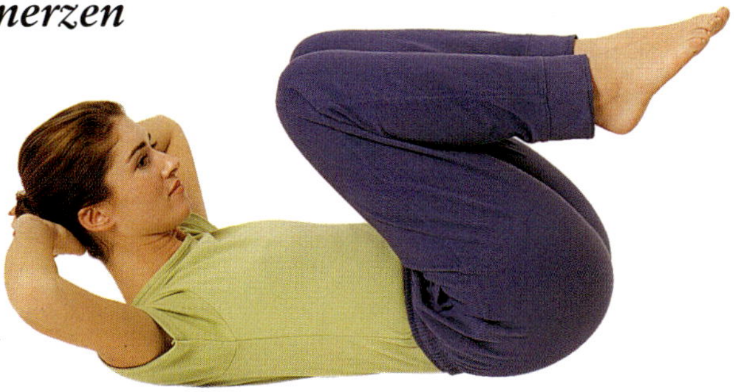

5

SCHWANGERSCHAFT

Die letzten Schwangerschaftsmonate können für Frauen mit Rückenbeschwerden eine große Belastung bedeuten. Selbst Frauen, die mit ihrem Rücken vorher noch nie Probleme hatten, verspüren jetzt Schmerzen im unteren Bereich der Wirbelsäule, vor allem, wenn sie lange gestanden sind.

URSACHEN FÜR RÜCKENPROBLEME

Während der Schwangerschaft bereitet sich der Körper auf die Geburt vor, indem er das Hormon Relaxin produziert. Dieses Hormon lockert die Bänder um die Kreuzbein-Darmbein-Gelenke – sie verbinden die Wirbelsäule mit der Hüfte –, so daß der Geburtskanal, durch den das Baby während der Wehen gepreßt wird, vergrößert wird. Unglücklicherweise beeinflußt Relaxin auch andere Bänder, so daß Dreh- und Beugebewegungen nicht mehr wie sonst unterstützt oder gedämpft werden. Rückenschmerzen sind die Folge. Die Bänderschwäche kann jedoch auch den unteren Bereich der Wirbelsäule in Mitleidenschaft ziehen. Das betrifft besonders häufig Frauen, die bereits vor der Schwangerschaft Rückenprobleme hatten.

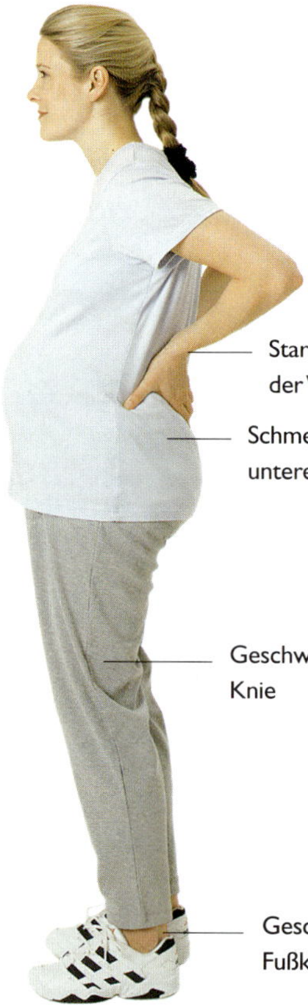

5

PROBLEME IN DER MITTE DER SCHWANGERSCHAFT

In der Mitte der Schwangerschaft verspüren Sie beim Drehen der Wirbelsäule eventuell einen intensiven Schmerz im Bereich der unteren Wirbelsäule oder in der Leistengegend, zum Beispiel wenn Sie sich im Bett umdrehen. Der Grund: Durch die Drehung verschiebt sich das Kreuzbein-Darmbein-Gelenk leicht, und weil dessen Bänder bereits durch die Hormone gelockert sind, entstehen Schmerzen. Vermeiden Sie möglichst solche Bewegungen. Aber machen Sie sich keine Sorgen: Diese Beschwerden verschwinden normalerweise nach dem 6. Schwangerschaftsmonat, wenn das Baby weiter unten liegt und nicht mehr so stark gegen die Wirbelsäule drückt.

IHR SCHWERPUNKT VERLAGERT SICH

Der Effekt des Hormons Relaxin auf die Bänder wird durch andere, nur während der Schwangerschaft existierende Faktoren verstärkt. Während der letzten Schwangerschaftswochen trägt die Frau an ihrer Vorderseite ein beträchtliches Zusatzgewicht. Dadurch verlagert sich ihr Schwerpunkt. Die Rückenmuskulatur muß jetzt härter arbeiten, um eine aufrechte Position zu ermöglichen. In der Folge kippt das Becken leicht nach vorne, und die untere Wirbelsäule krümmt sich. Die Wirbelkörper sind nicht mehr ausgerichtet, was wiederum die Zwischenwirbelgelenke belastet. Und um den Teufelskreis zu schließen: Der Druck auf die Zwischenwirbelgelenke belastet die bereits geschwächten Bänder. Die Folgen reichen von einem dumpfen, anhaltenden Schmerz bis zu einer Entzündung oder einer Ischialgie (siehe Seite 98–99).

VORBEUGENDE MASSNAHMEN

Sie können einiges tun, um die schmerzauslösenden Faktoren zu minimieren:

- Achten Sie während der Schwangerschaft besonders auf eine korrekte Haltung (siehe Seite 70–73).
- Trainieren Sie Ihr Becken so oft wie möglich durch kreisende Bewegungen (siehe Seite 26–27), bis Ihnen die Übung in Fleisch und Blut übergegangen ist.
- Heben Sie und beugen Sie sich korrekt (siehe Seite 78–79).
- Führen Sie Übungen durch, die Ihre Muskeln stärken und beweglich halten (siehe Seite 48–55), damit Ihre Wirbelsäule maximal gestützt wird und Sie das Gewicht des Babys leichter tragen können.
- Tragen Sie keine Schuhe mit hohen Absätzen, denn dadurch gerät Ihr Körper aus dem Gleichgewicht, und die Krümmung der Lendenwirbelsäule wird noch verstärkt. Dies trifft auch zu, bevor die Lendenwirbelsäule durch die fortgeschrittene Schwangerschaft belastet wird.
- Stehen Sie nicht für längere Zeit in derselben Position, denn das überdehnt die Bänder, die ohnehin schon gelockert sind.
- Passen Sie die Höhe der Arbeitsflächen Ihren Ansprüchen an; so vermeiden Sie unnötiges Beugen (siehe Seite 62–63).
- Führen Sie während der Schwangerschaft die speziellen Rückenübungen durch, die auf den folgenden beiden Seiten dargestellt sind.

Warnung

Gehen Sie sofort zum Arzt, wenn sich der Schmerz vom Rücken auf Ihre Beine ausdehnt. Es könnte ein Bandscheibenvorfall oder eine Ischialgie vorliegen (siehe Seite 98). Rückenschmerzen, die während der späten Schwangerschaftsphase plötzlich auftreten, können erste Anzeichen der einsetzenden Wehen sein.

SPEZIELLE ÜBUNGEN

Am besten beugen Sie Rückenbeschwerden in der Schwangerschaft vor, indem Sie die folgenden Übungen täglich durchführen. Dies ist besonders wichtig, wenn Sie bereits vor der Schwangerschaft an Rückenproblemen gelitten haben. Denn durch die Schwangerschaft ist nicht nur Ihr Rücken extremen physischen Belastungen ausgesetzt, sondern auch die Funktionalität der Bänder ist stark eingeschränkt.

ÜBUNGEN ZUR VORBEUGUNG UND BEHANDLUNG

Führen Sie keine Aufwärmübungen durch, bevor Sie mit den Übungen beginnen. Einige Bestandteile der Standard-Aufwärmübungen können während der Schwangerschaft gefährlich sein. Wiederholen Sie die Übungen morgens und abends höchstens fünfmal. Übertreiben Sie es nicht! Je nachdem, wie fit Sie sind, kann es einige Zeit dauern, bis Sie jede Übung fünfmal wiederholen können.

KNIEROLLEN UND KATZENBUCKEL

Führen Sie die Übungen „Knierollen“ (siehe Seite 57) und „Katzenbuckel“ (siehe Seite 49, Schritt 3 und 4) durch. Unterbrechen Sie jede Übung, sobald sie schwerfällt oder Schmerzen verursacht.

KNIEBEUGEN

1 Stehen Sie aufrecht. Halten Sie sich an der Rückenlehne eines Stuhls fest. Stellen Sie Ihre Beine so weit wie möglich auseinander, und richten Sie Ihre Fußspitzen nach außen.

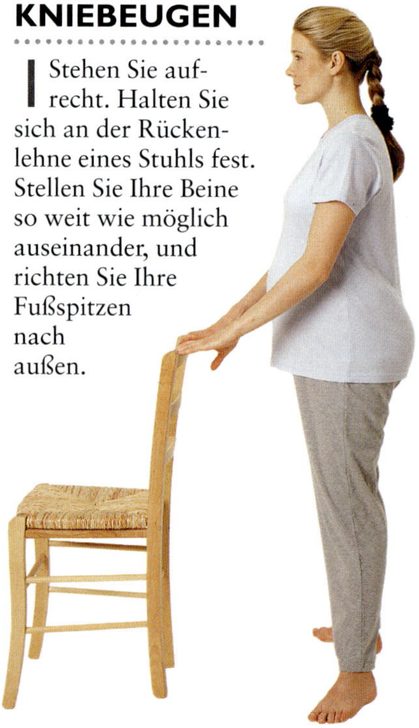

2 Beugen Sie Ihre Knie, und gehen Sie so weit wie möglich in die Hocke. Kehren Sie dann in die aufrechte Position zurück. Denken Sie daran, Ihren Rücken geradezuhalten. Führen Sie diese Übung immer wieder während der Schwangerschaft durch, bis Sie bequem in der Hocke verweilen können.

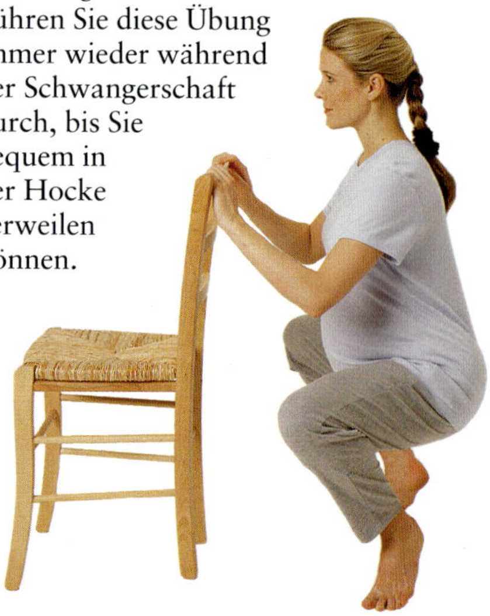

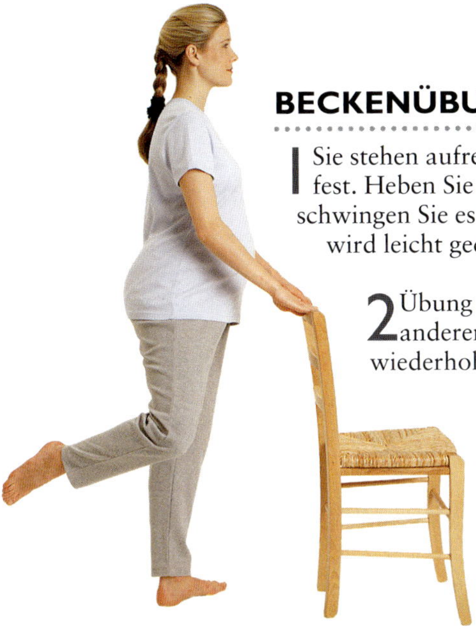

BECKENÜBUNG

1 Sie stehen aufrecht und halten sich an einem Stuhl fest. Heben Sie ein Bein seitwärts nach oben, und schwingen Sie es leicht zurück. Der Kniebereich wird leicht gedehnt. Fünfmal wiederholen.

2 Übung mit dem anderen Bein wiederholen.

Hinweis

Sie fühlen bei dieser Übung, wie sich die Oberschenkelmuskeln dehnen, die Gesäßmuskeln spannen und das Becken sich leicht öffnet. Das ist normal.

SICH NACH HINTEN DREHEN

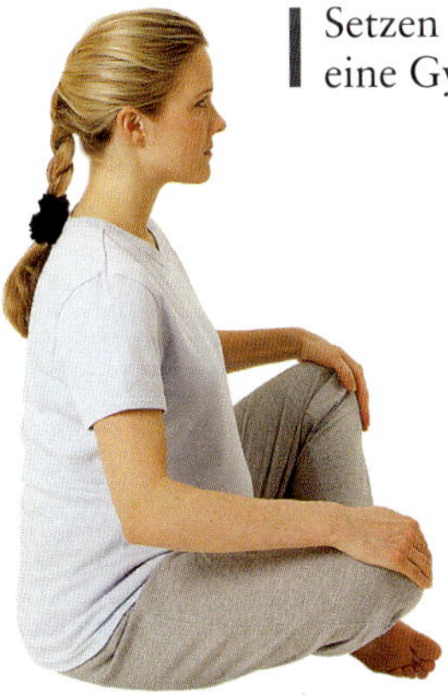

1 Setzen Sie sich im Schneidersitz auf eine Gymnastikmatte.

2 Legen Sie eine Hand hinter sich. Eine Körperseite so drehen, daß Sie über die Schulter in dieselbe Richtung schauen, in der Ihre Hand liegt. Zur anderen Seite wiederholen.

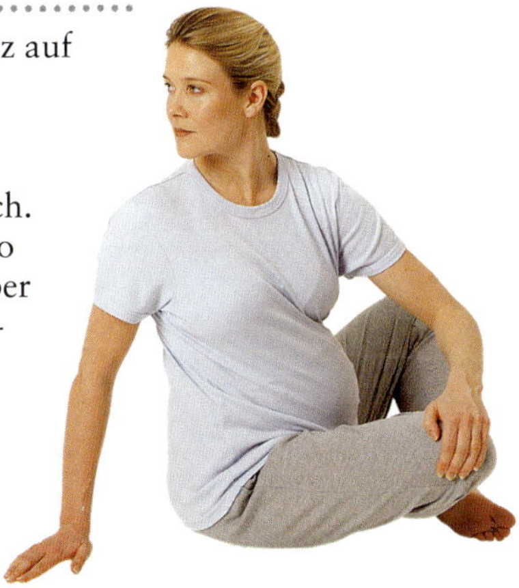

AUSRUHEN UND DEN SCHMERZ LINDERN

Während der Schwangerschaft werden Rückenschmerzen manchmal dadurch verursacht, daß das Baby gegen den Ischiasnerv drückt. Selbst wenn Sie nicht wissen, ob das auch bei Ihnen zutrifft, lohnt es sich, folgende entspannende Übung auszuprobieren: Legen Sie sich für ein paar Minuten auf den Rücken, beugen Sie Ihre Knie, und legen Sie Ihre Unterschenkel im rechten Winkel zu den Oberschenkeln auf die Sitzfläche eines Stuhls oder Sessels (sogenannte Psoas-Position).

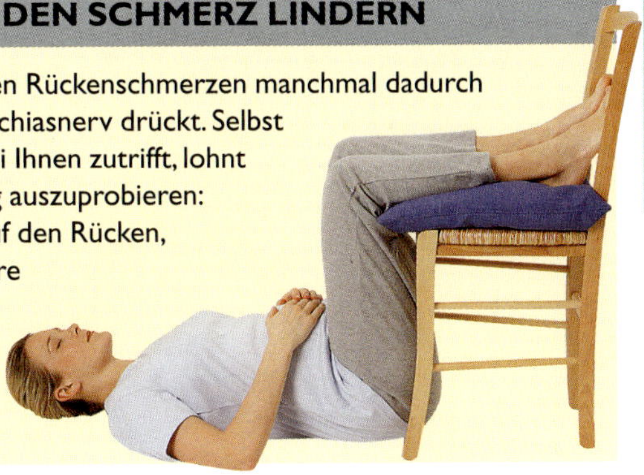

5

NACH DER GEBURT

Auch nach der Geburt Ihres Babys gibt es einiges zu tun – nicht nur um Ihre alte Figur wiederzubekommen, sondern auch, um Ihre Muskeln und Bänder zu stärken, die durch das Extragewicht und die Entbindung extrem beansprucht wurden. Die hier aufgezeigten Übungen helfen Ihnen, die volle Funktionalität der Gelenke, Muskeln und Bänder und damit auch des gesamten Rückens wiederherzustellen.

DAS BINDEGEWEBE KRÄFTIGEN

Das während der Schwangerschaft ständig steigende Gewicht des Babys und die Dehnung während der Geburt haben Ihre Bauchmuskulatur stark gelockert. In der späten Schwangerschaft entfernen sich die paarweise angeordneten Bauchmuskeln voneinander. Folglich können sie die Wirbelsäule kaum mehr unterstützen. Auch die Bänder, die den unteren Rücken und die Hüfte stützen, sind gedehnt und gelockert. Deshalb ist es wichtig, Muskeln und Bänder zu straffen, damit die Wirbelsäule wieder gut gestützt wird. Diese Übungen helfen Ihnen dabei. Besprechen Sie mit Ihrem Arzt, wann Sie nach der Geburt damit beginnen können. Wiederholen Sie die Übungen morgens und abends so oft, wie Sie es ohne Anstrengung schaffen. Beginnen Sie langsam, und steigern Sie sich auf fünf Wiederholungen pro Übung. Starten Sie mit der Übung „Beckenkreisen" (siehe Seite 27).

STÄRKUNG DER BAUCHMUSKULATUR

1 Legen Sie sich auf den Boden, winkeln Sie Ihre Knie an; Ihre Füße stehen flach auf dem Boden.

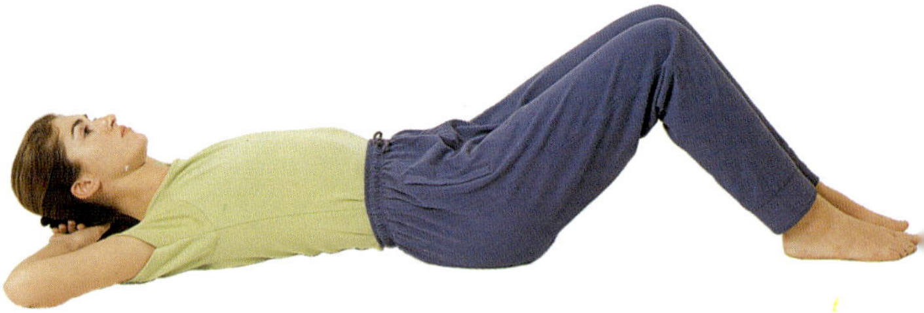

5

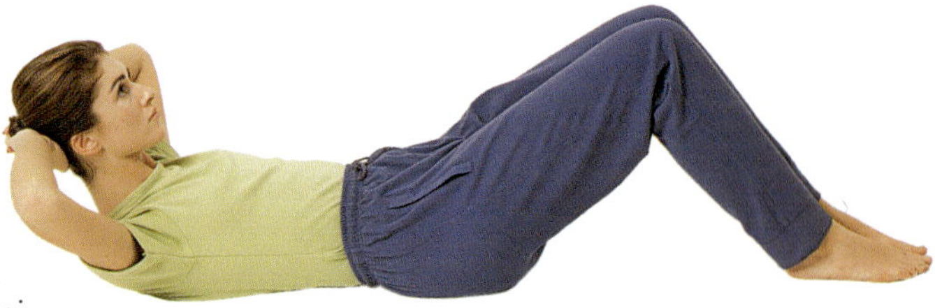

2 Ziehen Sie mit den Bauchmuskeln Kopf und Schultern nach oben. Strengen Sie sich dabei nicht zu sehr an. Je stärker und straffer Ihre Muskeln werden, desto weiter können Sie Ihren Kopf und Ihre Schultern anheben.

RUMPFBEUGEN

1 Heben Sie Ihre Arme über den Kopf, beugen Sie sich nach vorne, zuerst bis zu den Knien, dann bis zum Boden. Richten Sie sich vorsichtig auf, indem Sie Ihren Rücken langsam aufrollen. Kommen Sie nicht mit Schwung nach oben.

2 Stehen Sie mit gespreizten Beinen, und führen Sie Ihren Arm am Bein entlang so weit nach unten, wie es geht. Mit dem anderen Arm wiederholen.

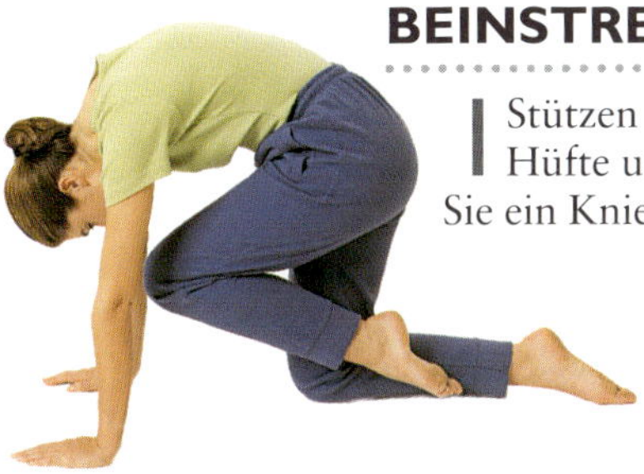

BEINSTRECKEN RÜCKWÄRTS

1 Stützen Sie sich auf Knie und Hände, halten Sie Hüfte und Schultern im rechten Winkel. Führen Sie ein Knie zu Ihrer Brust.

2 Strecken Sie dieses Bein nach hinten, dann ziehen Sie es wieder an. Wiederholen Sie die Übung mit dem anderen Bein.

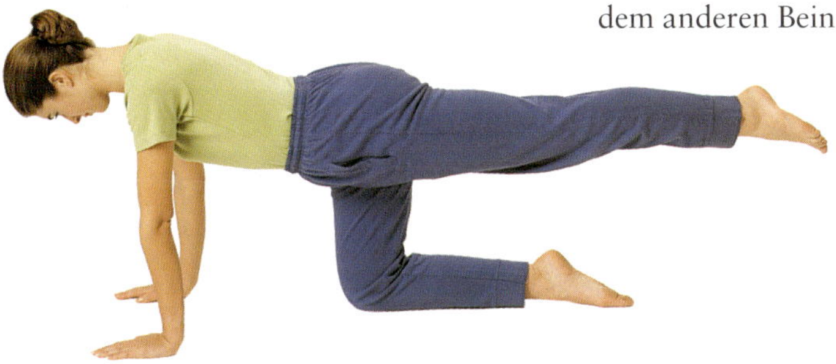

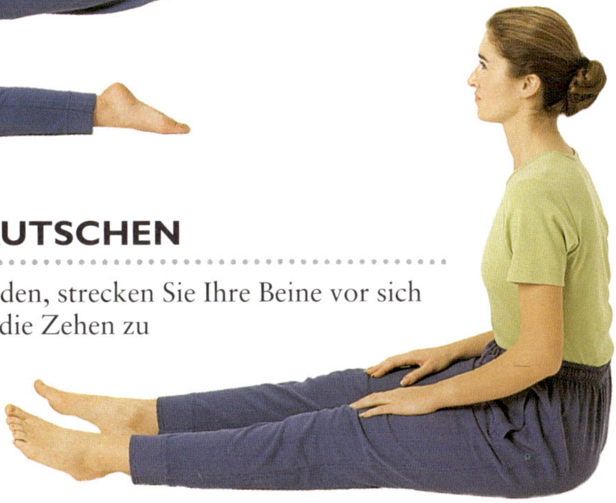

AUF DEM BODEN RUTSCHEN

1 Setzen Sie sich auf den Boden, strecken Sie Ihre Beine vor sich aus, und ziehen Sie dabei die Zehen zu sich her. „Gehen“ Sie mit Ihrem Po, indem Sie erst das eine und dann das andere Bein vorwärtsschieben.

5

Warnung

Diese Übungen eignen sich nicht nach einem Kaiserschnitt, nach einer Zangengeburt oder anderen Geburtskomplikationen. In diesen Fällen wird man Ihnen spezielle Übungen zeigen. Auch nach einer normalen Geburt sollten Sie darauf achten, sich nicht zu sehr anzustrengen, weil sich sonst die Bauchmuskeln noch weiter voneinander entfernen. Starten Sie das Übungsprogramm ganz sanft; erhöhen Sie nur langsam die Intensität und die Anzahl der Wiederholungen.

OSTEOARTHROSE

Osteoarthrose ist keine Krankheit. Der Begriff beschreibt vielmehr die unvermeidlichen Abnutzungserscheinungen an Knochen und Knorpeln, die beim Älterwerden ganz natürlich auftreten. Es gibt einige Risikofaktoren, die ein frühzeitiges Einsetzen der Osteoarthrose begünstigen, aber es gibt auch viele Präventivmaßnahmen, mit denen sich der Beginn der Osteoarthrose verzögern läßt. Eine entscheidende Rolle spielt hierbei der vernünftige Einsatz körperlicher Übungen.

RISIKOFAKTOREN

- Unsachgemäß durchgeführte Übungen: Der Gelenkknorpel wird durch Flüssigkeit gleitfähig. Aber die Produktion dieser Flüssigkeit wird reduziert, wenn die Gelenke falsch bewegt werden. Das erhöht die Reibung.
- Exzessive Übungen: Überbeanspruchung der Gelenke verstärkt die Abnutzung des Knorpels und erhöht die Gefahr von Verrenkungen und Überdehnungen.
- Schlechte Körperhaltung: Unnatürliche Belastungen der Gelenke und eine fehlende Unterstützung der Muskeln vergrößern die Reibung und Abnutzung.
- Übergewicht: Jedes Zuviel an Gewicht erhöht die Belastung der Wirbelsäule, da es den Schwerpunkt verlagert; die Bauchmuskulatur kann die Wirbelsäule nicht mehr ausreichend unterstützen.
- Falsche Hebetechnik: Falsches Bücken und Heben verursachen Gewebeschäden. Dadurch werden Beanspruchung und Belastung der Gelenke neu verteilt, die Reibung wird stärker.
- Ein früherer Knochenbruch verändert die Belastung und erhöht die Reibung.

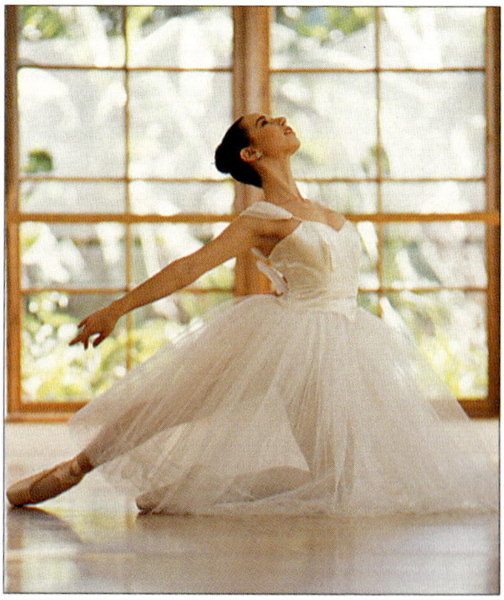

Ballettänzer und alle Leistungssportler sind besonders anfällig für eine früh entstehende Osteoarthrose.

5

DEN BEGINN DER OSTEOARTHROSE HINAUSZÖGERN

Die Osteoarthrose läßt sich mit steigendem Alter nicht ganz verhindern. Doch kann man ihre Auswirkungen verringern oder zumindest kontrollieren, indem man moderate Übungen durchführt und Risikofaktoren ausschaltet. Führen Sie Dehn- und Streckübungen durch (siehe Seite 48–51). Absolvieren Sie mindestens dreimal in der Woche die ganze Bandbreite der Übungen für Ihre Wirbelsäule.

DER DEGENERATIVE PROZESS

Die gewichtstragenden Enden der Gelenkknochen sind mit einem Knorpelüberzug – dem Hyalinknorpel – versehen. Bei der Osteoarthrose wird diese Knorpelschicht im Bereich des maximalen Kontakts zwischen zwei Wirbeln nach und nach abgebaut; in der Folge werden andere Bereiche spröde und brüchig, so daß die Knochen bei jeder Bewegung aufeinander reiben. Dadurch wird weiteres Knorpelgewebe zerstört. Oft beginnt der Prozeß bereits mit einer geringen Überbelastung, die gar nicht wahrgenommen wird. Eine unkontrollierte Bewegung oder eine heftige Drehung können das Gewebe einreißen und eine winzige Blutung verursachen. Wenn das Gewebe vernarbt, ist es nicht mehr elastisch; bei der nächsten geringen Drehung reißen deshalb andere Fasern, und so setzt sich der Prozeß fort. Die kleinen Muskeln im Bereich der Gelenke verfallen in einen schützenden Spannungszustand, um das Gelenk zu schonen. Dadurch erhöht sich die Reibung auf die Knorpelschicht: Der degenerative Prozeß beginnt.

Gesundes Gelenk

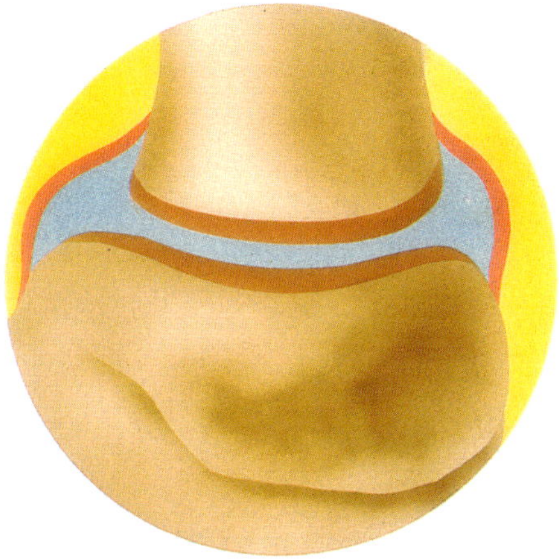

Durch Osteoarthrose verändertes Gelenk

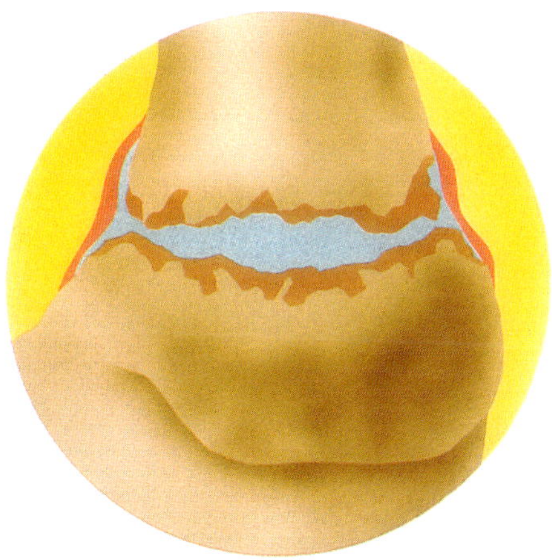

VERÄNDERUNG DES KNOCHENS

Wenn der Knorpelabbau beginnt, wächst der Knorpel am Rand des Gelenkes in den Gelenkspalt und verknöchert. Diese Verknöcherungen werden als Osteophyten bezeichnet. Meist setzt die Osteophytenbildung rund um die wichtigsten gewichtstragenden Gelenke – Hüfte, Knie, Lendenwirbelsäule – ungefähr im Alter von 60 Jahren ein, und zwar als Teil des natürlichen Alterungsprozesses. Bewegungseinschränkung und Steifheit sind meist die einzigen Folgen. Hat die Osteoarthrose jedoch aufgrund begünstigender Faktoren bereits in einem früheren Lebensabschnitt begonnen, kann im fortgeschrittenen Stadium das Zusammenwirken von zerstörtem Knorpelgewebe und Osteophyten schwere Schmerzen und unüberwindbare Bewegungsprobleme verursachen. In seltenen Fällen können Osteophyten auf spinale Nervenwurzeln drücken oder das Rükkenmark quetschen. Dann hilft nur ein chirurgischer Eingriff (siehe Seite 110 f.).

OSTEOPOROSE

Bei der Osteoporose verlieren die Knochen Calcium. Sie werden dünner, die Knochendichte geht zurück, die Knochen brechen leichter. Von einer Osteoporose sind alle Knochen betroffen, vor allem aber Wirbelsäule, Oberschenkel und Unterarm. Wie die Osteoarthrose gehört auch die Osteoporose zum natürlichen Alterungsprozeß. Präventivmaßnahmen können ihren Beginn jedoch meist hinauszögern. Diese vorbeugenden Maßnahmen sind sehr wichtig, denn ist die Knochenmasse erst einmal verringert, kann sie nicht wieder aufgebaut werden.

URSACHEN DER OSTEOPOROSE

Zwar kann die Osteoporose bei Menschen jeden Alters auftreten, aber vor allem Frauen nach den Wechseljahren sind betroffen. Ursachen können sein:

- die Wechseljahre,
- eine frühzeitige Hysterektomie, bei der einer oder beide Eierstöcke entfernt wurden,
- eine Langzeitdiät, besonders bei Verzicht auf milchhaltige Nahrungsmittel,
- fortgeschrittenes Alter, da der Körper weniger Calcium aufnimmt,
- Überbeanspruchung, etwa durch Hochleistungssport, wobei die Produktion weiblicher Hormone unterdrückt wird,
- wenig Calcium in der Nahrung,
- falsch ausgeführte Übungen mit Gewichten,
- Bettlägerigkeit,
- hoher Alkoholkonsum,
- starkes Rauchen,
- Schwangerschaft und calciumarme Ernährung– das Baby nimmt Calcium aus den Knochen der Mutter auf.

ERKRANKUNGSVERLAUF

Bei der Wirbelsäule sind meist die Wirbelkörper der Brustwirbelsäule, manchmal auch die der Lendenwirbelsäule von der Osteoporose betroffen. Zu Beginn der Erkrankung nehmen die Wirbelkörper eine Keilform an, wobei das dünnere Ende nach vorn ragt. Die Folge ist ein Abflachen des Rückens (Lendenwirbelsäule) oder eine Kyphosis, eine rückwärts gerichtete Krümmung der Wirbelsäule (Brustwirbelsäule), die man auch als „Witwenbuckel“ bezeichnet, weil häufig ältere Frauen davon betroffen sind. Aufgrund des Verlusts der Knochendichte in den Wirbelkörpern werden die Patienten kleiner, und zwar bis zu 15 Zentimeter. Im Verlauf der Erkrankung geht die Knochendichte so weit zurück, daß die Wirbelkörper bereits durch den geringsten Druck oder einen kleinen Schaden zerstört werden können. Im fortgeschrittenen Stadium der Osteoporose reicht dazu bereits das eigene Körpergewicht aus, das auf die Wirbelkörper drückt.

URSACHEN FÜR SCHMERZEN

Die durch die Osteoporose veränderte Wirbelsäulenkrümmung verursacht Spannungen und Krämpfe in den Spinalmuskeln. Zerstörte Wirbelkörper können das Rückenmark oder spinale Nerven quetschen und Schmerzen oder gar Lähmungen auslösen. Außerdem können die Zwischenwirbelgelenke zerdrückt werden, wodurch sich eine Entzündung bilden kann.

WIE SIE DER OSTEOPOROSE VORBEUGEN KÖNNEN

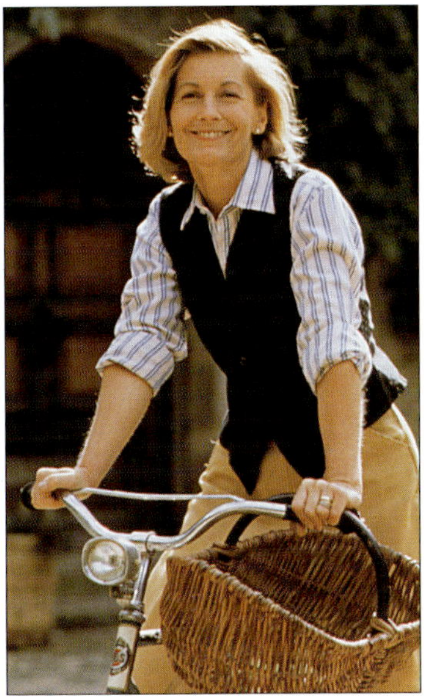

Nur selten setzt die Osteoporose ohne eine bestimmte Ursache frühzeitig ein. Meistens liegt ein Calcium-Defizit in der Ernährung oder ein Mangel an Östrogen zugrunde. Dieses weibliche Hormon wirkt präventiv gegen Osteoporose. Wird jedoch seine Produktion bei der Frau nach der Menopause reduziert, können die Knochen weniger Calcium aus der Nahrung aufnehmen. Wenn Sie glauben, daß Sie – zum Beispiel wegen einer Häufung von Osteoporosefällen in Ihrer Familie – zu den Risikopersonen gehören, sollten Sie einen Arzt konsultieren. Er kann mit Hilfe einer Knochendichtemessung feststellen, ob Sie bereits an einer Osteoporose leiden. Ansonsten denken Sie an folgende Präventivmaßnahmen, vor allem als Frau in der Postmenopause:

- Nehmen Sie viel calciumreiche Nahrung zu sich, z.B. Milch, Käse, Joghurt, Eiscreme, Sardinen, Weißfisch, Spinat, Nüsse, rote Bohnen, Feigen, Aprikosen, Sesamsamen und Brunnenkresse.
- Sorgen Sie für eine ausreichende Zufuhr von Vitamin D, das die Calciumaufnahme in den Knochen fördert, z.B. durch zusätzliche Einnahme von Calcium und Vitamin D.

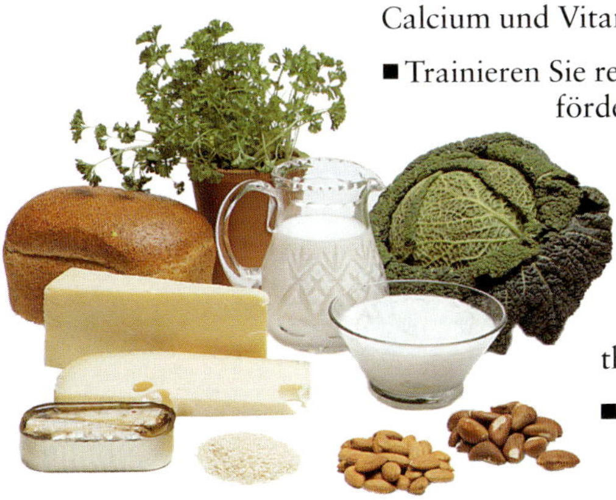

- Trainieren Sie regelmäßig mit Gewichten. Dies fördert die Aufnahme von Calcium und anderen Mineralien in den Knochen.
- Korrigieren Sie Ihre Haltung. Lernen Sie, richtig zu heben.
- Erwägen Sie eine Hormonersatztherapie nach der Menopause.
- Trinken Sie weniger Alkohol; hören Sie mit dem Rauchen auf.

5

ISCHIALGIE

Der Ischiasnerv ist der längste Nerv im Körper. Er besteht aus fünf oder sechs spinalen Nerven, die den Rückenmarkskanal im unteren Bereich der Wirbelsäule verlassen und sich zu einem langen Nerv verbinden, der entlang dem Bein verläuft. Das Ischiassyndrom selbst ist keine Erkrankung. Unter diesem Begriff werden vielmehr verschiedene Symptome zusammengefaßt, die durch Druck auf den *Nervus ischiaticus* am Ausgang des Rückenmarkskanals verursacht werden. Neben Rückenschmerzen können auch Beschwerden in den Beinen auftreten.

URSACHEN UND SYMPTOME

Der Druck auf den *Nervus ischiaticus* kann durch einen Diskusprolaps, also einen Bandscheibenvorfall (siehe Seite 12), oder eine Schwellung im Bereich eines entzündeten Wirbelgelenks ausgelöst werden. Auch osteoarthritische Veränderungen der Wirbelsäule können die Ursache sein. Manchmal tritt während der Schwangerschaft eine Ischialgie auf, nämlich wenn das Gewicht des Kindes oder das Weichteilgewebe, in dem sich aufgrund hormoneller Veränderungen Wasser angesammelt hat, gegen die Wirbelsäule drücken. In seltenen Fällen sind Teile einer zerstörten Bandscheibe, die auf den Nerv drücken, der Grund einer Ischialgie.

Die Symptome sind sehr unangenehm: ein akuter, einschießender, unerbittlicher Schmerz entlang dem Gebiet, das durch den Ischiasnerv versorgt wird. Welche Region betroffen ist, hängt davon ab, welcher spinale Nerv eingeklemmt ist. Schlimmstenfalls beginnt der Schmerz am unteren Rücken, setzt sich über das Gesäß bis zur Hüfte fort und verläuft dann hinten am Bein entlang bis zum Fuß. Wenn die Ischialgie über längere Zeit bestehen bleibt, können die Muskeln, die durch den Ischiasnerv versorgt werden, verkümmern.

URSACHEN

Viele verschiedene Faktoren können eine Ischialgie auslösen, aber die folgenden Gründe sind die häufigsten:

- schlechte Haltung,
- falsches Heben,
- plötzliches heftiges Training, vor allem, wenn man körperlich nicht fit ist,
- plötzliche Drehbewegungen, auf die die Muskeln nicht vorbereitet sind,
- schwache Rücken- und/oder Bauchmuskeln,
- Osteoarthrose,
- Osteoporose,
- Schwangerschaft.

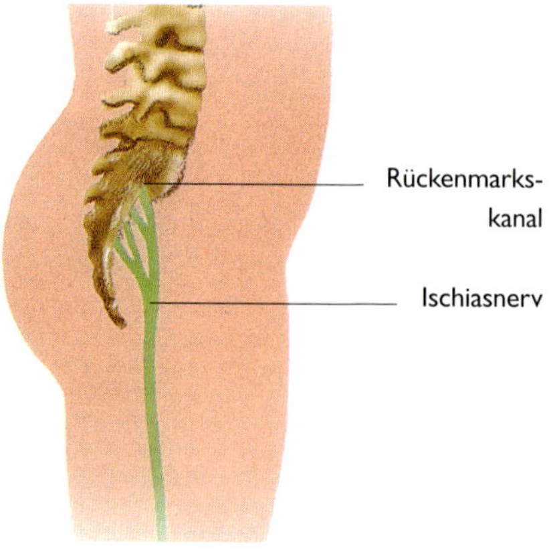

5

WAS SIE TUN UND WAS SIE LASSEN SOLLTEN

Meistens verschwindet eine Ischialgie innerhalb weniger Wochen von selbst. Manchmal kann jedoch aufgrund verschiedener Umstände eine Behandlung durch einen Spezialisten notwendig sein. Deshalb sollten Sie Ihren Arzt aufsuchen, wenn der Schmerz nicht nach einem Tag oder einer Nacht Bettruhe erträglicher wird. Hier finden Sie einige Verhaltensregeln für die ersten 24 Stunden:

Was Sie tun sollten:

■ Beenden Sie sofort jegliche Tätigkeit.

■ Versuchen Sie, sich auf Ihren Bauch zu legen, die Hände an der Seite, um den Druck auf die Wirbelsäule zu verringern.

■ Legen Sie sich für 24 Stunden ins Bett. Wenn Sie keine harte Matratze haben, legen Sie ein dünnes Holzbrett darunter.

■ Legen Sie einen Eisbeutel auf den unteren Bereich Ihres Rückens; auch eine Packung gefrorener Erbsen ist ideal. Wickeln Sie das Eis in ein Handtuch.

■ Nehmen Sie Schmerztabletten ein. Am besten sind Mittel mit einer entzündungshemmenden Komponente.

■ Entspannen Sie sich. Versuchen Sie, nicht daran zu denken, was Sie tun sollten, da Grübeln den Schmerz verstärkt.

■ Krabbeln Sie ins Badezimmer, wenn aufrechtes Gehen zu schmerzhaft ist.

■ Bringt das Eis keine Linderung, versuchen Sie es mit einer Wärmflasche, die in ein Handtuch eingewickelt ist.

■ Versuchen Sie, sich daran zu erinnern, was Sie getan haben, bevor der Schmerz eingesetzt hat.

■ Merken Sie sich, welche Positionen angenehm und welche schmerzvoll sind.

■ Konsultieren Sie einen Arzt, wenn innerhalb von 24 Stunden keine Besserung eintritt.

Was Sie lassen sollten:

■ Keinesfalls sollten Sie den Schmerz ignorieren. Er ist Zeichen einer Schädigung.

■ Bücken Sie sich nicht, heben Sie nichts auf, drehen Sie sich nicht, tragen Sie nichts.

■ Eine Massage darf, wenn überhaupt, nur von einem ausgebildeten Fachmann durchgeführt werden.

■ Nehmen Sie Ihre täglichen Aktivitäten nicht gleich wieder auf, wenn die Attacke wieder vorbei ist, sondern erst, wenn Sie Ihre Muskeln gestärkt und Ihre Flexibilität wiedergewonnen haben (siehe Seite 48–55).

■ Setzen Sie keine Selbsthilfemaßnahmen fort, durch die sich Ihre Symptome verschlimmern.

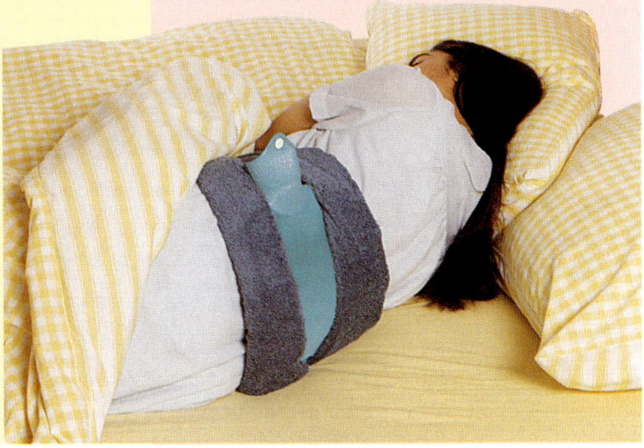

VERKRÜMMUNGEN

Die Wirbelsäule hat vier natürliche Krümmungen (siehe Seite 10 f.), mit denen sie die Stoßwellen während des Gehens sowie die Belastungen durch das Körpergewicht und unsere Bewegungen auffängt. Diese natürlichen Krümmungen können sich verschieben – entweder durch eine Krankheit oder durch Muskel- und Gelenkschäden aufgrund unkorrekter Haltung. Die vier wichtigsten Distorsionen der Wirbelsäulenkrümmungen werden hier vorgestellt.

SKOLIOSE

Bei einer Skoliose krümmt sich die Wirbelsäule zu einer Seite. Eine schwere Skoliose liegt manchmal bereits von Geburt an vor, aber meistens resultiert sie aus einer unterschiedlichen Länge der Beine: Die Wirbelsäule krümmt sich so, daß sie die Differenz ausgleichen kann. Dieser Typ der Skoliose entwickelt sich meist in der Kindheit und wird durch spezielle Schienen oder Korsetts behandelt, die ein orthopädischer Chirurg anpaßt. Aber auch Übungen oder ein chirurgischer Eingriff können helfen. Die leichtere Form der Skoliose entwickelt sich meist durch eine Schonhaltung wegen Rückenschmerzen oder aufgrund einer schlechten Körperhaltung. Durch eine Skoliose verkürzen sich die Muskeln auf der einen Körperseite; sie werden steif. Es wird immer schwieriger, die Wirbelsäule zu strecken und geradezuhalten. Durch die Häufung verschiedenartiger Belastungen entstehen Rückenschmerzen, muskuläre Dehnungen, und eventuell frühzeitige Osteoarthrose.

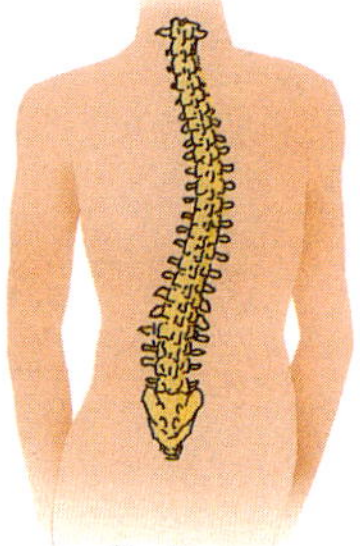
Skoliose

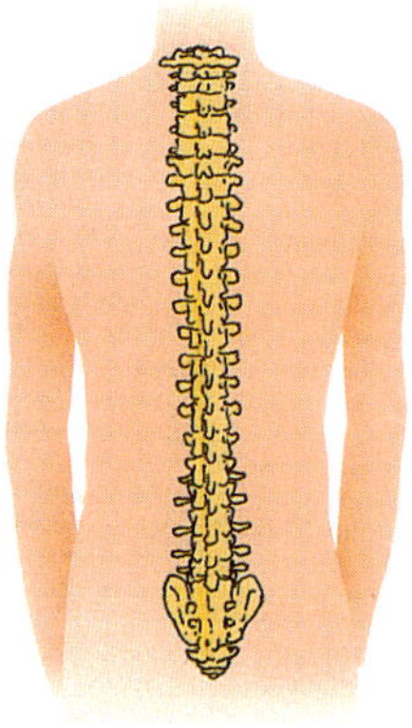
Normale Wirbelsäule, Rückenansicht

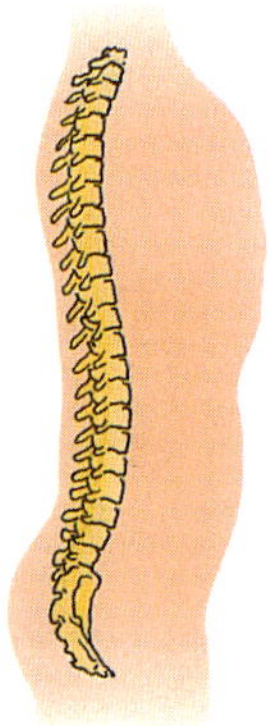
Normale Wirbelsäule, Seitenansicht

MASSNAHMEN

- Überprüfen Sie die Länge Ihrer Beine. Verwenden Sie Schuhe mit Einlagen, um einen Längenunterschied auszugleichen. Ein Physiotherapeut hilft Ihnen dabei. Mit der Zeit richtet sich die Wirbelsäule wieder auf. Allerdings kann sie schmerzen, während sie sich wieder der korrekten Position anpaßt. Körperliche Übungen beschleunigen den Prozeß.
- Lassen Sie das zugrundeliegende Problem behandeln, wenn die Skoliose die Folge einer Schonhaltung ist.
- Denken Sie immer an eine gute Körperhaltung (siehe Seite 68–71).
- Verbessern Sie Ihre Beweglichkeit mit Übungen (siehe Seite 48–51).

5

KYPHOSE

Eine rückwärts gerichtete Krümmung der Wirbelsäule im Hals- und Lendenbereich, die ein buckeliges Aussehen verleiht, wird als Kyphose bezeichnet. Sie kann angeboren sein. Meistens ist sie jedoch das Ergebnis jahrelanger schlechter Haltung. Auch Osteoporose kann zugrunde liegen; deshalb wird die Kyphose häufig bei alten Menschen, vor allem bei Frauen, beobachtet.

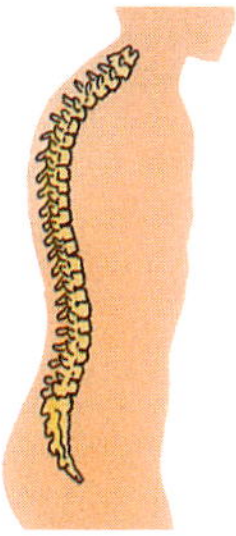

Kyphose

MASSNAHMEN

- Achten Sie immer auf eine gute Haltung (siehe Seite 68–71).
- Führen Sie täglich stärkende Rückenstreckübungen durch (siehe Seite 52–55).
- Sorgen Sie dafür, daß sich Ihre Arbeitsflächen in der für Sie richtigen Höhe befinden (siehe Seite 62–63).
- Bücken Sie sich so wenig wie möglich.
- Beugen Sie einer Osteoporose vor (siehe Seite 96–97).
- Lernen Sie, sich zu entspannen.

LORDOSE

Die Lordose ist eine übermäßige Krümmung der Lendenwirbelsäule nach vorn. Zu den Ursachen gehören: schlechte Haltung mit starker Krümmung der Wirbelsäule im Lenden- und Brustwirbelbereich, schwache Bauchmuskeln, Schwangerschaft, aufgrund des Gewichts des Babys, Übergewicht, Osteoarthrose der Hüfte.

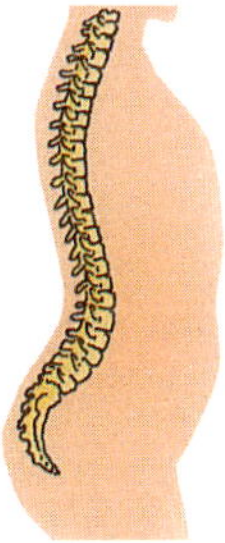

Lordose

MASSNAHMEN

- Achten Sie immer auf eine korrekte Haltung (siehe Seite 68-71), besonders in der Schwangerschaft.
- Führen Sie täglich Übungen zur Stärkung der Bauch- und Rükkenmuskulatur durch (siehe Seite 52–55).

MORBUS BECHTEREW

Morbus Bechterew ist eine chronisch entzündliche, degenerative, wahrscheinlich rheumatische Erkrankung der Wirbelsäule und der wirbelsäulennahen Gelenke. Eine erbliche Komponente ist festzustellen. Die Krankheit tritt meist bei Männern zwischen dem 20. und 40. Lebensjahr auf. Frauen sind deutlich seltener betroffen. Die ersten Anzeichen sind Schmerzen im unteren Rückenbereich und Steifheit am Morgen. Wenn sich die Erkrankung auf den Halsbereich ausdehnt, treten knöcherne, irreversible Wirbelsäulen- und Thoraxversteifungen mit der typischen Rundrücken-Haltung auf (Bambusstab-Stadium). Morbus Bechterew erfordert unbedingt ärztliche Behandlung, um die Wirbelsäule so lange wie möglich geschmeidig zu halten. Wirksam sind körperliche Übungen, Physiotherapie und entzündungshemmende Medikamente.

ANDERE URSACHEN

Rückenschmerzen werden nicht immer durch die Wirbelsäule verursacht. Auch Beschwerden in anderen Körperregionen können im Rücken Schmerzen auslösen, zum Beispiel weil dieselben Schmerzleitungsbahnen benutzt werden. Eine Erkältung oder Schäden innerer Organe können ebenfalls mit Rückenschmerzen verbunden sein.

GEHEN SIE IM ZWEIFELSFALL ZUM ARZT

Wenn sich der Schmerz durch eine Veränderung Ihrer Position nicht verändert, ist vielleicht nicht die Wirbelsäule die Ursache, und Sie sollten deshalb einen Arzt konsultieren. Diese Tabelle zeigt Ihnen einige mögliche Ursachen auf.

URSACHEN VON RÜCKENSCHMERZEN	
Gynäkologische Probleme	■ Krämpfe vor oder während der Menstruation: oft dumpfer Schmerz im unteren Rückenbereich. ■ Entzündungen oder Infektionen der weiblichen Geschlechtsorgane: Bauch- und Rückenschmerzen.
Probleme im Bauchbereich	■ Entzündete Bauchspeicheldrüse (z.B. nach exzessivem Alkoholkonsum): heftige Schmerzen im mittleren Rückenbereich. ■ Entzündung der Gallenblase oder Gallensteine: Schmerzen unter einem oder beiden Schulterblättern, begleitet von Magenkrämpfen und Übelkeit. ■ Nierenentzündungen und Nierensteine: schwere Schmerzen im unteren Rückenbereich, oft verbunden mit Übelkeit. ■ Magengeschwüre: Schmerzen im mittleren Bereich des Rückens, besonders nach den Mahlzeiten.
Probleme im Brustbereich	■ Herzbeschwerden: bisweilen Schmerzen im mittleren Rückenbereich, meist mit schweren Brustschmerzen. ■ Lungenentzündung: oft Schmerzen im mittleren Rückenbereich, verbunden mit Brustschmerzen und Fieber.
Generelle Probleme	■ Erkältung: oft Rückenschmerzen und Fieber. ■ Meningitis: schwere Nackenschmerzen, Steifheit und hohes Fieber. ■ Gutartige und bösartige Tumoren.

PROFESSIONELLE HILFE

Manchmal werden Rückenbeschwerden einfach nicht besser – trotz sofortiger Ruhe und spezieller Übungen oder sogar längerfristigerer Maßnahmen wie Haltungskorrektur und Gewichtsabnahme. In solchen Fällen sollten Sie unbedingt einen Arzt aufsuchen – nicht nur, um ernstere Erkrankungen auszuschließen, sondern auch, damit er aus dem Spektrum der therapeutischen Möglichkeiten die für Sie am besten geeignete auswählen kann. In schweren Fällen kann die Untersuchung durch einen Spezialisten mit entsprechenden Tests nötig sein, möglicherweise als letztes Mittel sogar eine Operation. Oft helfen aber schon Physiotherapie, Osteopathie, Chiropraktik, Akupunktur oder die Alexander-Technik.

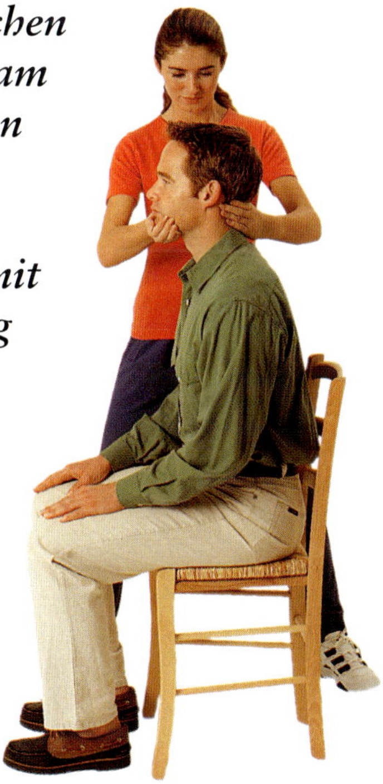

PHYSIOTHERAPIE

Meist beginnt die Behandlung von Rückenschmerzen mit der Physiotherapie. Dabei werden physikalische Maßnahmen angewendet, entweder allein oder als Ergänzung zur medikamentösen bzw. chirurgischen Therapie: manuelle Techniken, Krankengymnastik, Wärme-, Kälte- oder Stromanwendungen, außerdem Haltungsschulung und Anleitung zum rückenschonenden Verhalten im Alltag. Physiotherapeuten sind staatlich anerkannte Fachleute mit einer umfangreichen theoretischen und praktischen Ausbildung.

HYDROTHERAPIE

In den Krankenhäusern verfügen die meisten physiotherapeutischen Abteilungen über ein Wasserbecken, in dem Rückenpatienten unter Anleitung üben können. Die Hydrotherapie eignet sich für solche Beschwerden besonders, weil das Wasser den Körper unterstützt. Der Auftrieb erleichtert gezielte Muskelbewegungen, da die Muskeln sich frei bewegen können und sich nicht anstrengen müssen, um den Körper aufrecht zu halten. Gelenke, die normalerweise viel Gewicht tragen, wie die der Wirbelsäule, können mit sehr geringer Belastung in alle Richtungen bewegt werden. Schwimmen, vor allem in warmem Wasser, stellt ebenfalls eine gute Möglichkeit dar, Muskelverspannungen zu lösen, die Muskulatur aufzubauen und die Beweglichkeit der Gelenke zu verbessern. Der Schwimmstil sollte nach der Art des Rückenproblems gewählt werden:

- Rückenschwimmen eignet sich besonders bei hängenden Schultern und Rundrücken. Es kräftigt die Bauchmuskulatur.
- Kraulen löst Verspannungen im oberen Rücken und stärkt die Rückenmuskeln.
- Brustschwimmen sollte bei Schmerzen im Kreuzbereich vermieden werden, weil dabei die Lendenwirbelsäule zu stark durchgebogen wird und ungleichmäßige Beinbewegungen sie zusätzlich belasten.

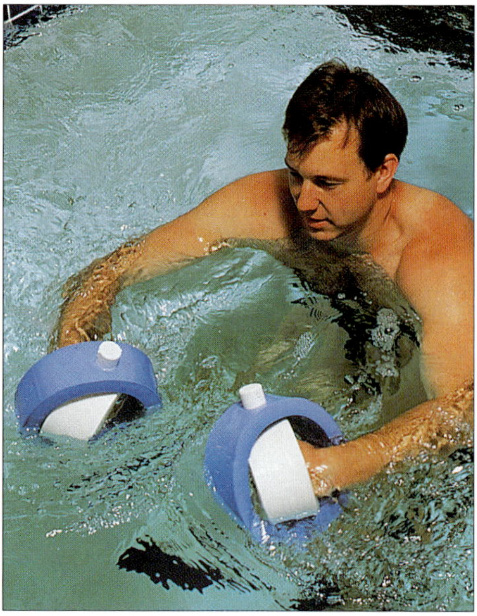

Übungen im warmen Wasser lösen Muskelverspannungen und verbessern die Beweglichkeit.

VERSCHIEDENE BEHANDLUNGSMÖGLICHKEITEN

Sowohl akute als auch chronische Rückenschmerzen lassen sich mit einer Reihe von physiotherapeutischen Behandlungen oft wesentlich bessern. Je nach Art und Ursache des Problems können z.B. folgende Verfahren eingesetzt werden:

Manuelle Therapie und Mobilisation	Mit vorsichtigen, sich wiederholenden Bewegungen wird die Beweglichkeit wiederhergestellt; Muskelverspannungen werden gelöst.
Wärmebehandlung	Wärmelampen erwärmen die Haut und die oberen Gewebeschichten, so daß Verspannungen und Krämpfe gelöst werden. Bei der Kurz- und Mikrowellen-Diathermie dringen elektromagnetische Wellen tief in das Gewebe ein.
Kältebehandlung	Kältepackungen bekämpfen Muskelkrämpfe und reduzieren Blutergüsse oder Schwellungen.
Hydrotherapie	Siehe gegenüberliegende Seite.
Ultraschallbehandlung	Ein Ultraschallgerät sendet Schallwellen in einer so hohen Frequenz aus, daß sie für den Menschen nicht hörbar sind. Sie durchdringen die Haut und helfen, die Muskeln zu entspannen, Schwellungen zu reduzieren und Schmerzen zu lindern. Außerdem fördern sie die Heilung von Geweben. Allerdings haben sie keinen Einfluß auf die Knochen.
Traktionsbehandlung	Die Wirbelsäule wird – entweder manuell oder mit einer speziellen Hängevorrichtung – in die Länge gezogen. Oft lindert dies die Schmerzen und fördert die Entspannung.
Krankengymnastik	Es gibt drei Arten von Übungen: passive, bei denen der Physiotherapeut die Gelenke des Patienten beugt und streckt, um Schwellungen zu reduzieren, Spannungen zu lösen und die Beweglichkeit zu verbessern; isometrische, bei denen der Patient Muskeln für einige Sekunden gezielt anspannt, ohne sich dabei zu bewegen (sie werden eingesetzt, wenn die Bewegung schmerzt und der Muskel sich verkrampft); und schließlich – bei Rückenschmerzen am häufigsten – aktive Übungen, bei denen der Patient, zunächst unter Aufsicht des Physiotherapeuten, speziell für ihn zusammengestellte Übungen durchführt.

ALTERNATIVE THERAPIEN

Bei chronischen Erkrankungen wie über lange Zeit anhaltenden Rückenschmerzen ist die Schulmedizin nicht immer erfolgreich. In solchen Fällen lohnt es sich, eines der ergänzenden medizinischen Verfahren in Erwägung zu ziehen, mit denen gute Erfolge bei Rückenschmerzen erzielt werden können. Wichtig ist allerdings, einen erfahrenen Praktiker mit qualifizierter Ausbildung auf dem jeweiligen Gebiet zu wählen – sonst riskieren Sie, daß Ihrem Rücken noch mehr Schaden zugefügt wird. Möchten Sie eines dieser Verfahren ausprobieren, sollten Sie darüber vorher mit Ihrem Arzt sprechen. Bei einigen Rückenproblemen sind diese Methoden nicht ratsam (siehe Warnung im Kasten auf Seite 107).

OSTEOPATHIE

Die Osteopathie ist eine sehr erfolgreiche Methode zur Bekämpfung von Rückenbeschwerden. Sie wurde Ende des 19. Jahrhunderts von dem amerikanischen Ingenieur und Arzt Andrew Taylor Still entwickelt. Er verglich den menschlichen Körper mit einer Maschine und glaubte, daß viele Leiden auf einer ungünstigen Ausrichtung der Knochen, Muskeln und Bänder beruhen, wodurch der Körper übermäßig belastet wird. Folglich ist das Ziel der Osteopathie, den Körper korrekt auszurichten und so die muskuläre Spannung zu vermindern sowie die Gelenkbeweglichkeit zu verbessern. Zu den Behandlungsmaßnahmen gehören:

- Massage: tiefes Kneten, Auslöserpunkte- und lokale Massagen,
- passives Dehnen von Muskeln und Gelenken,
- Manipulation: sowohl Drücken als auch indirektes Ziehen.

CHIROPRAKTIK

Etwa zur gleichen Zeit wie Taylor Still die Osteopathie entwickelte der in den USA lebende Kanadier Daniel Palmer die Chiropraktik. Er beobachtete, daß Manipulationen an der Wirbelsäule mit dem Ziel einer korrekten Ausrichtung die Nervenfunktion verbesserten und sich positiv auf andere Körperregionen und -funktionen auswirkten. Chiropraktiker kennen über 100 unterschiedliche Handgriffe, die sie nach Bedarf anwenden können. Die Forschung hat gezeigt, daß richtig eingesetzte und ausgeführte Chiropraktik vielen Rückenpatienten sowohl kurzfristig als auch langfristig hilft. Zu den chiropraktischen Methoden gehören:

- Manipulationen: kurze lokalisierte Druckanwendungen und „Hebelzüge", bei denen der gesamte Körper um seine Achse gedreht wird,
- lokale Eisanwendungen, um Schwellungen zu reduzieren und Schmerzen zu lindern.

AKUPUNKTUR, AKUPRESSUR UND SHIATSU

Wie eine Studie der britischen Royal Society of Medicine aus dem Jahre 1973 gezeigt hat, profitieren neun von zehn Patienten mit Muskelschmerzen von einer Akupunkturbehandlung. Das alte chinesische Verfahren basiert auf der Auffassung, daß die Lebensenergie – *chi* – durch Energiekanäle, sogenannte Meridiane, fließt. Auf diesen Energiefluß kann günstig eingewirkt werden, indem man die Meridiane an Stellen, an denen sie dicht unter der Haut liegen, mit Nadeln stimuliert. Akupressur funktioniert nach dem gleichen Prinzip mit dem Unterschied, daß hier Druck variabler Stärke mit dem Daumen ausgeübt wird, wodurch sich die Methode auch zur Selbstbehandlung eignet. Das japanische Therapieverfahren Shiatsu beruht im wesentlichen auf den gleichen Vorstellungen wie Akupunktur und Akupressur. Mit Ellenbogen, Knien und Daumen werden bestimmte Punkte, *tsubo* genannt, stimuliert.

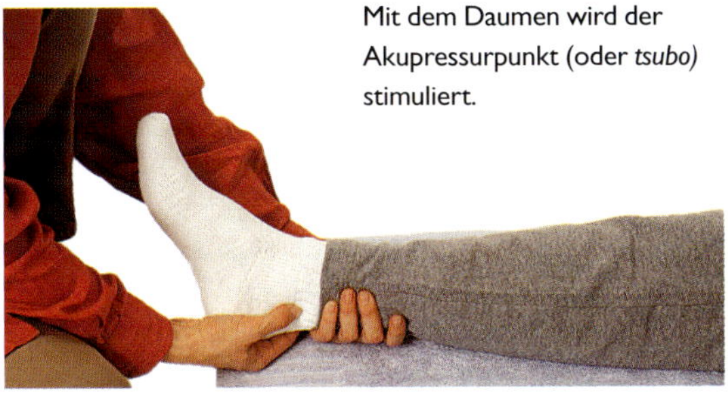

Mit dem Daumen wird der Akupressurpunkt (oder *tsubo)* stimuliert.

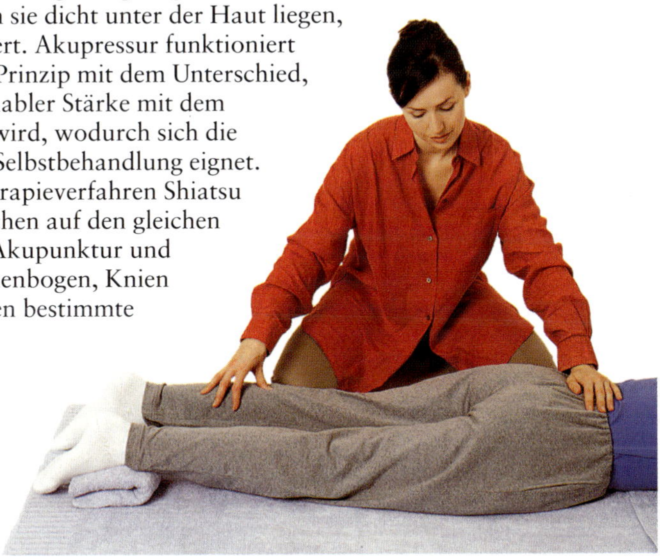

Die Shiatsu-Therapeutin „erspürt“ den Energiefluß zwischen Akupressurpunkt und zu behandelndem Bereich.

QUALIFIKATIONEN PRÜFEN

Die Anforderungen hinsichtlich Ausbildung und Anerkennung durch die Gesundheitsbehörden sind in diesen Disziplinen von Land zu Land unterschiedlich. In manchen Ländern darf man sogar tätig werden, ohne eine entsprechende Qualifikation nachzuweisen. Im Zweifelsfall erkundigen Sie sich beim Bundesverband oder regionalen Fachverband der Heilpraktiker.

Warnung

Keines dieser Verfahren sollte bei Patienten mit bösartigen Knochentumoren, rheumatoider Arthritis oder Osteoporose angewendet werden. Fragen Sie im Zweifelsfall Ihren Hausarzt.

DIE ALEXANDER-TECHNIK

Im Laufe des Lebens neigen wir alle dazu, uns eine schlechte Haltung und ungünstige Bewegungen anzugewöhnen, die wir schließlich als richtig empfinden. Dies kann jedoch für die Skelettmuskulatur sehr belastend sein; und das wiederum bringt den reibungslosen Ablauf der restlichen Körperfunktionen durcheinander. Mit der Alexander-Technik werden Körperhaltung und -bewegungen sozusagen wieder neu geschult.

DER URSPRUNG DIESER TECHNIK

Die Alexander-Technik wurde im 19. Jahrhundert von F. M. Alexander entwickelt, einem australischen Schauspieler, der an Stimmproblemen litt. Nachdem die Ärzte ihm nicht helfen konnten, bemerkte Alexander, daß er seinen Kopf beim Sprechen oft in einer unnatürliche Weise bewegte: Er zog ihn zurück und nach unten, während er sprach. In der Folge brachte er sich selbst bei, den Kopf im Gleichgewicht zu halten und natürlich zu bewegen. Daraufhin verschwanden seine stimmlichen Probleme. Alexander gab die Schauspielerei auf und entschloß sich, ein komplettes Programm zu entwickeln, mit dem sich „schlechte" Haltungsgewohnheiten beseitigen und „gute" Haltungsgewohnheiten im täglichen Leben fördern und erhalten lassen. Alexander schrieb vier Bücher; das wichtigste trägt den Titel „Der Gebrauch des Selbst". Er begann, andere als Lehrer für dieses Programm auszubilden. Heute müssen Alexander-Lehrer einen dreijährigen Lehrgang absolvieren.

HÄUFIGE FEHLER

Die Alexander-Technik kennt eine Anzahl häufiger Fehler bezüglich Haltung und Bewegung:

- Schlaffe Haltung des ganzen Körpers.
- Eine Schulter wird höher gehalten als die andere.
- Ein Arm wird mehr nach vorn gehalten als der andere.
- Die Schultern sind immer angespannt.
- Der Kopf wird beim Gehen vorgestreckt.
- Die Knie sind im Stehen durchgedrückt.
- Im Sitzen werden die Knie nach außen gedreht, oder die Beine werden übereinandergeschlagen.
- Im Sitzen befindet sich der Kopf zu weit hinten; der Rücken ist gekrümmt.
- Im Sitzen berühren nicht die ganzen Fußsohlen den Boden.

ZU EMPFEHLEN BEI

- schlechter Haltung
- Rückenbeschwerden
- Gelenkschmerzen
- chronischer Muskelverspannung
- Kopfschmerzen
- Müdigkeit
- Streß
- Atemproblemen
- Morbus Bechterew
- Osteoarthrose

6

DIE TECHNIK IN DER PRAXIS

Einige Lehrer unterrichten in Gruppen, aber die meisten arbeiten mit Einzelpersonen. Ein Kurs besteht aus ungefähr zehn Sitzungen, von denen jede 30 bis 60 Minuten dauert. Die Lehrer helfen den Schülern, sich richtig von einer Position in die andere zu bewegen. Sie bitten die Schüler, die Bewegungen zu wiederholen, bis diese die richtige Haltung „fühlen“ und auch beibehalten können. Im Laufe des Kurses werden sich die Schüler der korrekten Ausrichtung und der Beziehung zwischen Kopf, Hals und Rücken bei allen Bewegungen und Positionen bewußt. Alte Haltungsgewohnheiten werden abgelegt, und der Körper beginnt erneut, sich frei und ökonomisch zu bewegen.

DIE KORREKTE HALTUNG MIT HILFE DER ALEXANDER-TECHNIK

Eine Alexander-Lehrerin betrachtet den Körper des Schülers in Ruhe und Bewegung.

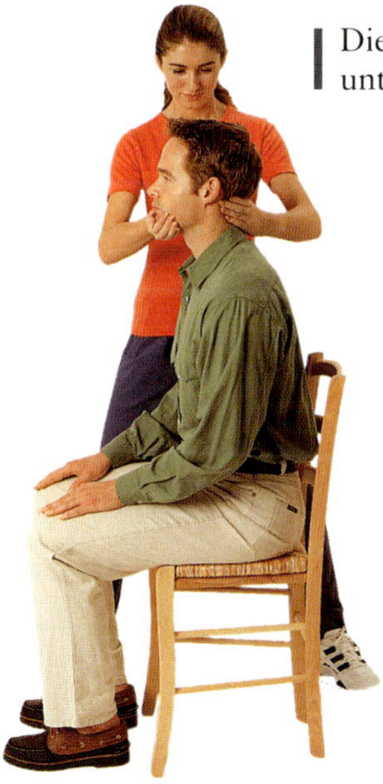

1 Die Lehrerin überprüft, wie der Hals gehalten und wie er unterstützt wird. Sie wendet sanften Druck an, um den Schüler davon abzuhalten, seinen Kopf nach hinten zu ziehen.

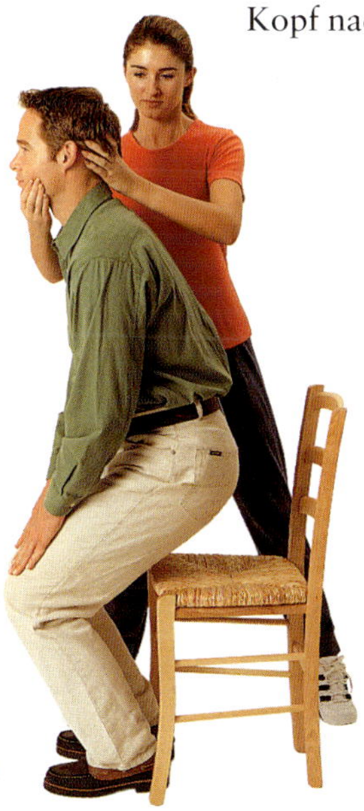

2 Die Art, wie man aus einer sitzenden Position aufsteht, spielt eine große Rolle. Es ist wichtig, die Ausrichtung des Halses und der Wirbelsäule während der Bewegung beizuhalten.

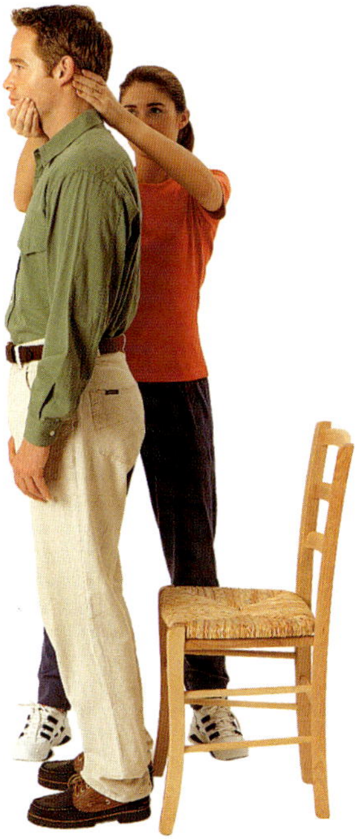

3 Im Stehen hilft die Lehrerin dem Schüler, die aufrechte Haltung auszubalancieren, bevor er zu gehen beginnt.

THERAPIE UND CHIRURGIE

Wenn akute Rückenschmerzen nach 24 Stunden Ruhe und Rückenübungen nicht nachgelassen haben oder wenn Sie unter chronischen Rückenschmerzen leiden, sollten Sie einen Arzt aufsuchen. Möglicherweise überweist dieser Sie an einen Physiotherapeuten oder einen Spezialisten für alternative Heilmethoden. In schwereren Fällen empfiehlt er Ihnen womöglich, einen orthopädischen Chirurgen aufzusuchen.

DAS GESCHIEHT BEIM ARZTBESUCH

Die Beschwerden diagnostizieren Ihr Arzt erkundigt sich nach vorangegangenen Krankheiten, die Sie und Ihre Familie betreffen, um eventuelle vererbbare Probleme zu erkennen. Dann stellt er Ihnen Fragen.	■ Wo sitzt der Schmerz? ■ Welche Art von Schmerz empfinden Sie? ■ Was haben Sie gerade getan, als Sie den Schmerz zum ersten Mal bemerkten? ■ Wie lange verspüren Sie ihn schon? ■ Hat sich der Schmerzbereich verändert? ■ Gibt es eine Position, in der Sie schmerzfrei sind? ■ Welche Tätigkeit üben Sie aus? ■ Wie oft treiben Sie Sport und welchen?
Körperliche Untersuchung Der Arzt untersucht Ihren Rücken im Detail.	■ Er untersucht die Wirbelsäule auf Schmerzempfindlichkeit. ■ Er überprüft die Beweglichkeit der Wirbelsäule im Stehen und Liegen. ■ Er testet die Muskelkraft. ■ Er überprüft Ihre Haltung im Sitzen, Stehen und Gehen. ■ Er prüft, ob es am Rücken eine gefühllose Stelle gibt. ■ Er testet Ihren Knie- und Achillessehnen-Reflex.
Behandlung und Überweisung Abhängig von Ihrer medizinischen Vorgeschichte und den Ergebnissen der Untersuchung, wird der Arzt eine häusliche Behandlung erwägen oder ausführlichere Untersuchungen veranlassen.	■ Bettruhe für einige Tage, damit die Entzündung zurückgeht. ■ Entzündungshemmende Schmerzmittel; vielleicht auch Muskelrelaxantien, um die Muskeln zu entspannen. ■ Eine Kortikosteroid-Injektion in den schmerzenden Bereich – z.B. in einen hartnäckigen Auslöserpunkt. ■ Überweisung zur Physiotherapie oder Osteopathie. ■ Eine Röntgenaufnahme, um Osteophyten-Bildung, einen Knochenbruch oder verschobenen Wirbel auszuschließen. ■ Ein Stützkorsett für die Wirbelsäule. ■ Eine Untersuchung der Knochendichte, um eine Osteoporose auszuschließen. ■ Die Überweisung an einen orthopädischen Chirurgen oder Neurologen.

SPEZIELLE TESTS

Bevor über eine geeignete Behandlung entschieden wird, kann ein Spezialist noch einen der folgenden Tests durchführen:

■ **Myelographie:** Ein Röntgenkontrastmittel wird unter lokaler Anästhesie in den Wirbelsäulenkanal injiziert. So kann man feststellen, ob der Wirbelsäulenkanal verengt ist (spinale Stenose).

■ **Diskographie:** Ein Röntgenkontrastmittel wird in die Bandscheiben injiziert, um einen Vorfall oder andere Veränderungen festzustellen.

■ **Axiale Computertomographie:** Zahlreiche Schichtaufnahmen werden in ein Computerbild umgesetzt, auf dem eventuelle Bandscheibenschäden, Osteophyten oder ein verengter Wirbelsäulenkanal zu erkennen sind.

CHIRURGISCHE MASSNAHMEN

Die meisten Rückenbeschwerden sind die Folge schlechter Körperhaltung, falscher Muskelbewegung oder geschädigten Weichteilgewebes. Ein chirurgischer Eingriff ist die letzte Möglichkeit therapeutischer Intervention bei Rückenbeschwerden. Die folgenden Maßnahmen stehen für solche Fälle zur Verfügung, in denen andere Behandlungsmethoden versagt haben und in denen der Patient durch die Rückenschmerzen schwer beeinträchtigt ist:

■ Ein Anästhesist injiziert unter lokaler Betäubung ein Kortikosteroid in Kombination mit einem Schmerzmittel in das entzündete Gelenk.

■ Chemonukleolyse: Bei dieser relativ neuen Methode wird Papain in eine vorgefallene Bandscheibe injiziert, woraufhin diese hart wird und schrumpft. Diese Technik wird hauptsächlich bei jungen Menschen eingesetzt, die noch nicht lange an einem Bandscheibenvorfall leiden und bei denen der Nerv noch nicht permanent geschädigt ist.

■ Disektomie: Unter Vollnarkose wird eine Bandscheibe entfernt, um den eingeklemmten Nerv zu lösen.

■ Facettektomie: Osteophyten oder Knochenverdickungen am Wirbelgelenkfortsatz im Bereich des Wirbelsäulenkanals oder in den durch spinale Nerven versorgten Regionen werden unter Vollnarkose abgetragen. Dadurch lösen sich eingeklemmte Nerven; Wirbelsäulenkanal und Wirbelbogen werden erweitert.

■ Operative Wirbelsäulenversteifung: Knochenmaterial aus der Hüfte wird zwischen zwei Wirbelkörper transplantiert, um diese miteinander zu verbinden. Dies verhindert weitere Deformationen der Wirbelsäule, stabilisiert sie und fixiert den Bereich, in dem Bewegungen Schmerzen verursachen. Manchmal werden zur Fixierung der Wirbel Stabdrähte und Schrauben verwendet. Der Patient muß nach dem Eingriff für mindestens eine Woche liegen und anschließend ein Korsett tragen. Hierbei handelt es sich um eine schwere Operation; die vollständige Erholung kann bis zu einem Jahr dauern.

Register